ECKART MEYNERS

Reiten mit Franklin-Bällen

MIT NEUER BEWEGLICHKEIT
ZUM BESSEREN SITZ

MIT KOSMOS MEHR ENTDECKEN
Faszienübungen für Reiter
SEIT 1822

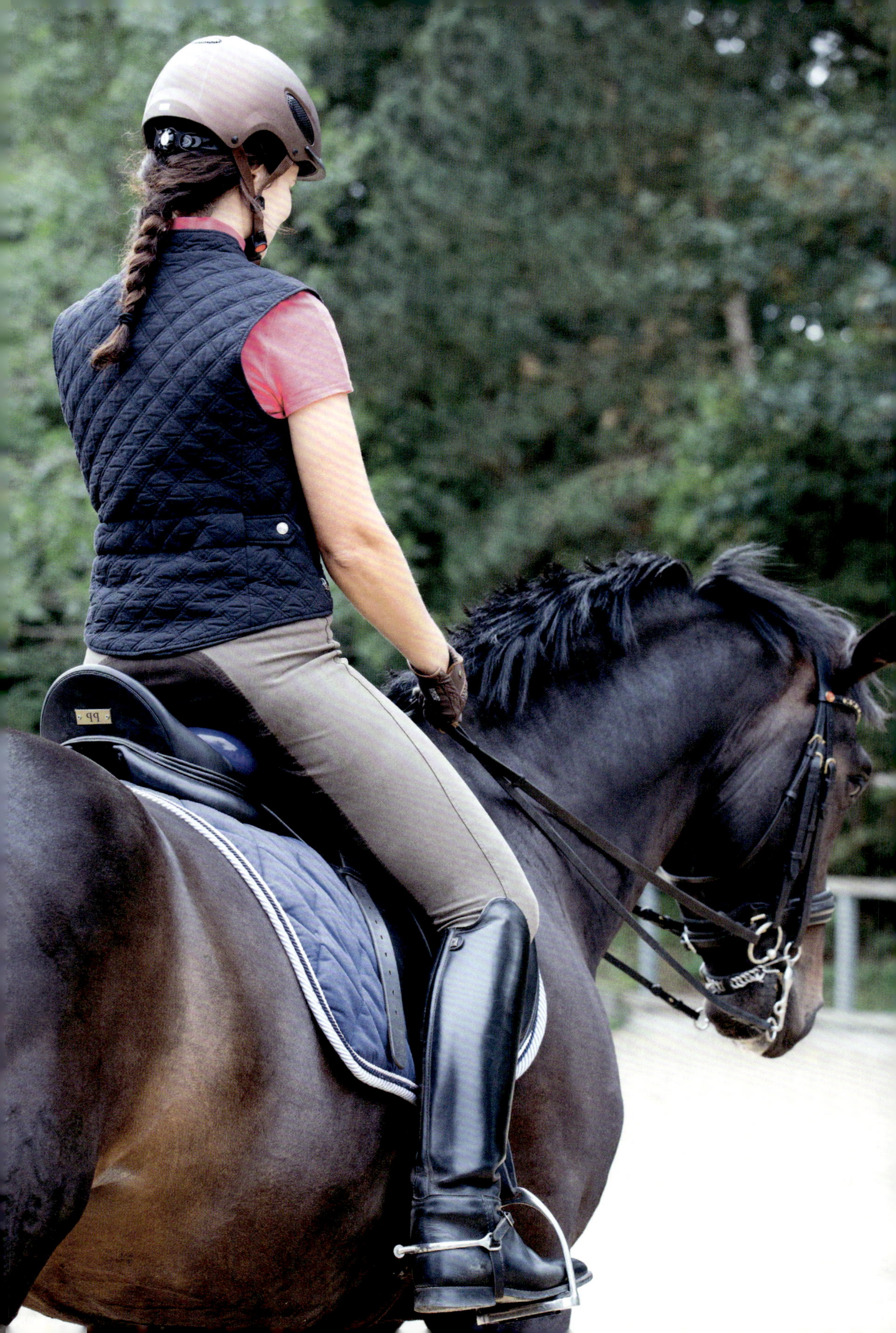

Inhalt

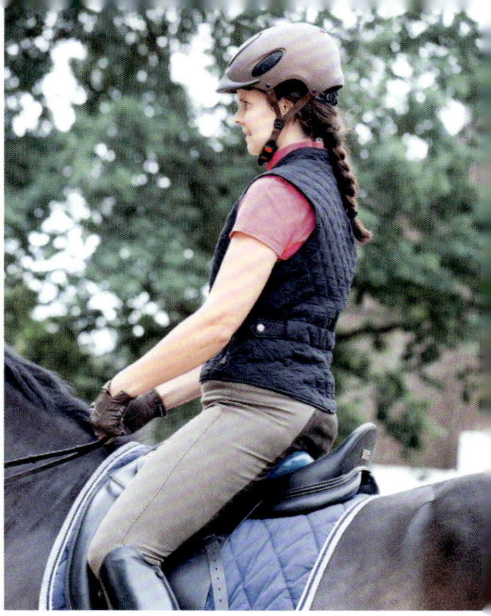

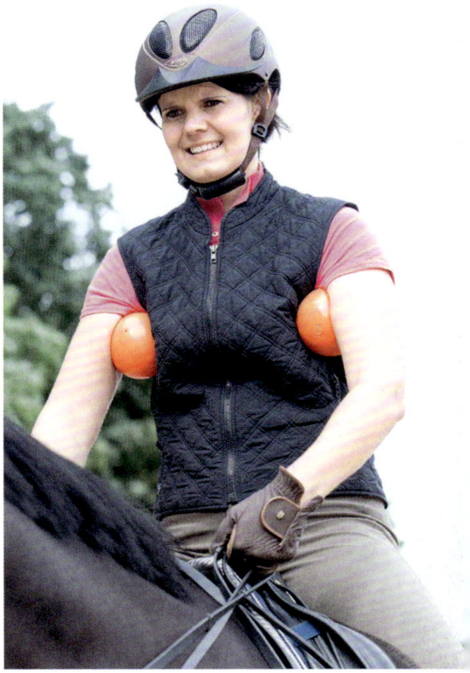

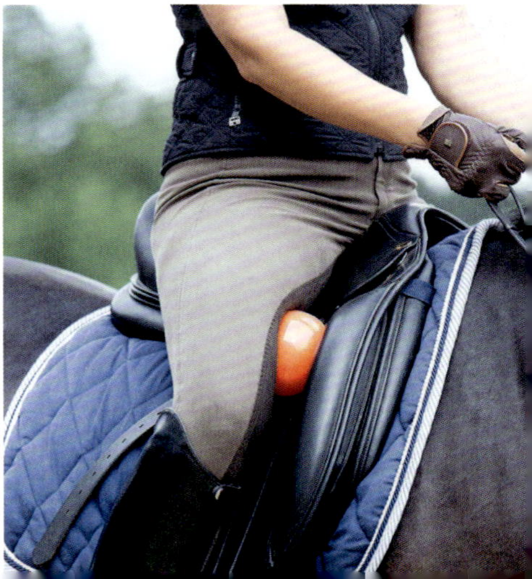

Reiten mit Franklin-Bällen

Franklin-Bälle entstammen dem Bewegungskonzept von Eric Franklin und werden hier in ein Bewegungskonzept integriert, in welchem der Reiter einen Dialog mit sich, mit dem Pferd und mit dem Ausbilder führt.

001 Dieser Film zeigt die Wirkungen der Franklin-Bälle.

Franklin integriert unterschiedliche Aspekte wie u. a. mentales Training, Bewegung und Körperwahrnehmung. Er hat das Ziel, über innere Bilder („Bewegung beginnt im Kopf") die Körperwahrnehmung des Menschen zu erhöhen, was im hohen Maße auch für Reiter wichtig ist. Durch die mentalen Prozesse können Steigerungen auch im konditionellen und koordinativen Bereich des Reiters stattfinden.

Die Bälle werden im Franklin-Konzept u. a. bei Übungen auf dem Boden benutzt. Hier werden sie auf dem Pferd verwendet, um den Reiter durch die vielfältigen Bewegungsübertragungen der Bälle auf ihn neu sensibilisieren zu können. Es gibt keine zwingenden Regeln, in welcher Reihenfolge und in welcher Kombination die Bälle verwendet werden sollen. Jeder kann in der hier dargestellten und durch Praxiserfahrungen entwickelten Reihenfolge beginnen, um dann je nach Reiter noch Kombinationen vorzunehmen. Dem Ideenreichtum sind keine Grenzen gesetzt, doch müssen immer die Sensibilitäten der Rezeptoren bedacht werden.

ERIC FRANKLIN

Eric Franklin begründete seine Methode Anfang der 1980er-Jahre zunächst als sogenannte „Imaginative Bewegungspädagogik". Der Sportwissenschaftler, Universitätsdozent, Tänzer, Choreograf und Buchautor verbindet Elemente verschiedener Bewegungslehren, Imagination, Berührung und erlebter Anatomie zu einem ganzheitlichen Konzept für Sportler und zur Gesundheitsprävention.

BEWEGEN STATT FIXIEREN

Bei der Vermittlung des Reitens wird oft ein Weg gewählt, den Reiter sozusagen „richtig" hinzusetzen bzw. den Sattel so zu wählen, dass man durch einen „Tiefsitzer" und durch Pauschen so im Sattel fixiert wird, dass sich der Reiter nur noch sehr wenig im Becken frei bewegen kann. Somit wird er am Wahrnehmen (Fühlen) gehindert, weil die hohe Vernetzung der Faszien in der Gesäßmuskulatur nicht entsprechend stimuliert werden kann. Diesbezüglich kann ein Sattel gar nicht zu groß, viel eher zu klein sein.

In einem nicht zu kleinen Sattel kann sich der Reiter durch die Pferdebewegungen bewegen lassen. Er kann sich relativ frei bewegen und ist dadurch auch imstande, sensibel über die Propriorezeptoren und seine Faszien zu fühlen, wie sich das Pferd unter ihm bewegt. Daraus folgt ein entsprechend situationsgerechtes Einwirken.

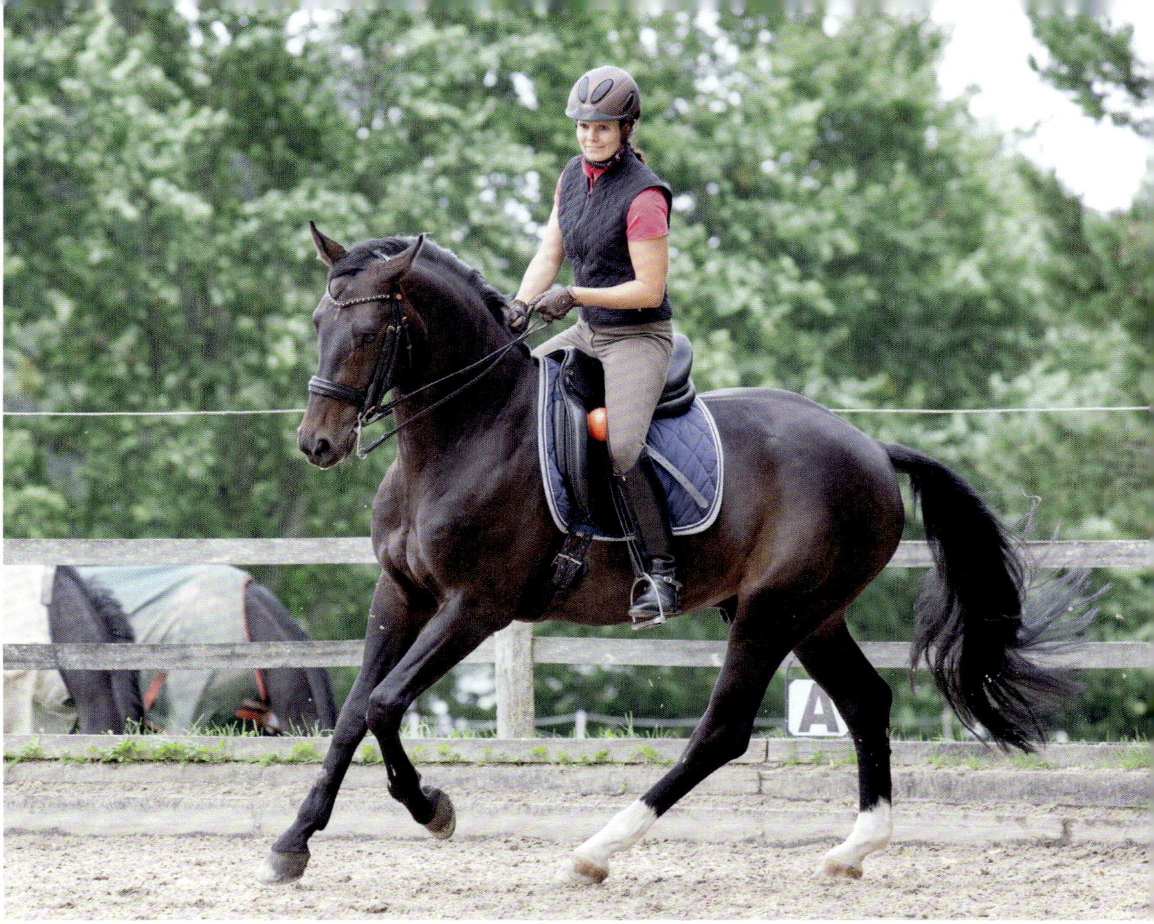

Reiten mit Softball: Der Ball liegt zwischen Oberschenkel und Sattel.

Durch die Benutzung der Bälle werden hohe Anforderungen an die Flexibilität des Gehirns und die koordinativen Fähigkeiten des Reiters, wie gefühlsmäßige Unterscheidungs-, Gleichgewichts-, Rhythmus- und Reaktionsfähigkeit, gestellt. Diese sind Grundlage für das möglichst umweglose Gelingen von Lektionen. Der Reiter gewinnt mehr Handlungsspielraum (auch) für nichtvorhersehbare Situationen des Pferdes oder Störfaktoren der Umgebung.

AUFPUMPEN

Die Bälle sollten zunächst so aufgepumpt sein (Ausnahme Fascia-Rolle), dass sie mit Luft in einen weichen Zustand versetzt werden. Je nach Situation (Kompetenz und Sensibilität des Reiters, Sensibilität der Pferde, Sicherheitsbedürfnis des Reiters, Gewöhnung an die Geräte etc.) können die Bälle auch strammer aufgepumpt werden.
Wie die Reaktionsweisen der Rezeptoren verdeutlicht haben, können nur Bälle mit unterschiedlichen Härten die unterschiedlichen Rezeptoreneigenschaften der Faszien anregen. Ein stereotyper Einsatz der Bälle sollte insgesamt vermieden werden. Insgesamt ist es schwer, ohne Kenntnis der Gesamtsituation (Reiter, Pferde etc.) generalisierende Angaben über die Härte des Aufpumpens zu machen. Reitausbilder und Reiter sind also auch bezüglich ihrer Variabilität des Einsatzes gefordert.

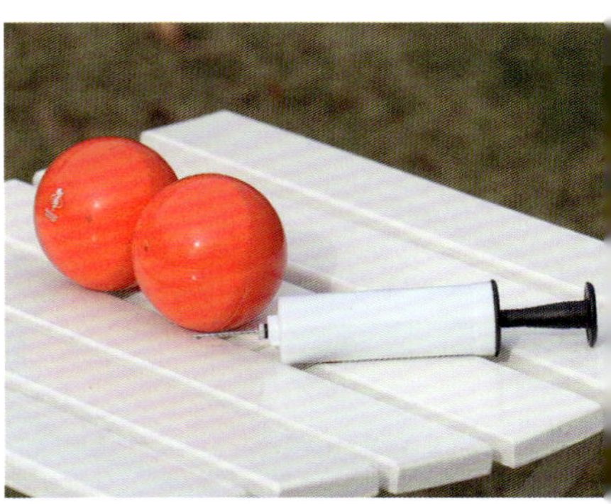

Die Franklin-Bälle werden je nach Bedarf mit Luft gefüllt.

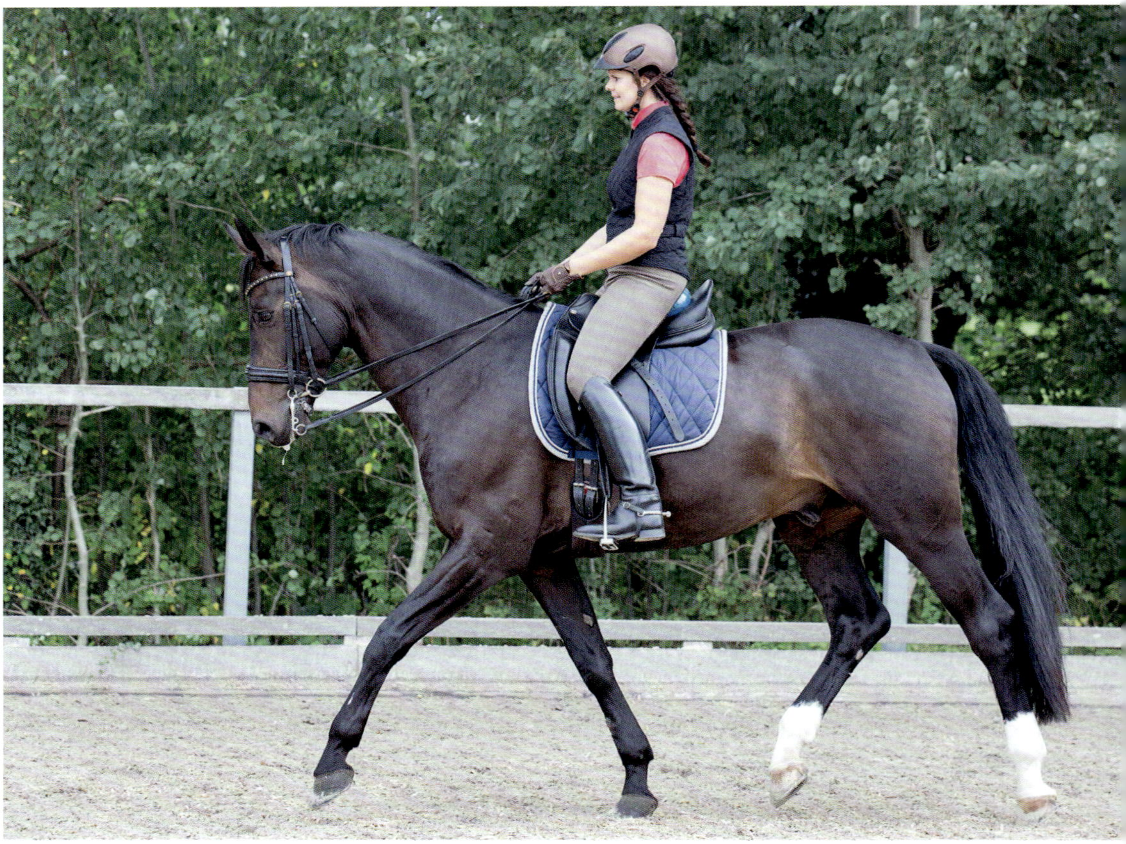

Mini-Rolle unter dem Gesäß

VARIATIONEN FÜR DIE REITSTUNDE

Alle folgenden Vorschläge sind Anregungen zum Vorgehen und keine Dogmen. Jeder Reiter und Ausbilder sollte weitere Anregungen erproben (z. B. Kombination von Mini-Rolle oder Fascia mit Soft-Bällen unter den Achseln, Soft-Bälle unter den Achseln und einseitiges Sitzen auf dem Original Franklin-Ball und mit Franklin Fascia-Ball und Fascia-Ball Grip (siehe Klappe vorn). Generell ist es wichtig, dass sich die Reiter gerne aufgrund von positiven Erfahrungen bereit erklären, sich auf immer wieder neue Situationen durch Bälle oder Ball-Kombinationen einzulassen. Diese neue Methode ersetzt nicht das Reiten von Lektionen, sondern es schafft beim Reiter optimale Bedingungen für das Reiten von Lektionen. Man sollte sie beim Abreiten benutzen, um schneller mit dem Pferd verschmelzen zu können.
Ihre Benutzung kann auch als Aufwärmprogramm gelten, um danach alle weiteren Aufgaben leichter vollziehen zu können. Reitlehrer und Reiter könnten sie ebenfalls verwenden, wenn innerhalb einer Unterrichtsstunde bestimmte Lektionen Schwierigkeiten bereiten. Der Einsatz der Bälle kann die geforderten Bewegungsabläufe erleichtern.

FRANKLIN MINI-ROLLE

Die Mini-Rolle ist mit Luft gefüllt. Unterschiedliche Härten können durch Benutzung einer Ballpumpe selbst gewählt werden, je nachdem, wie der Reiter mit dieser Rolle zurechtkommt. Sie wird quer im Sattel direkt unter den Sitzbeinhöckern platziert. Sie darf nicht zu weit vor den Sitzbeinhöckern, aber auch nicht zu weit dahinter positioniert werden, weil das Becken dann die reaktiven Bewegungen nach vorne bzw. nach hinten nicht gleichgroß vollziehen kann. Somit wird die Dreidimensionalität gestört und nicht alle faszialen Bereiche der Gesäßmuskeln, Rücken- und Bauchmuskeln etc. stimuliert.
Der Reiter und auch das Pferd sollen sich zunächst an diese neue Situation gewöhnen und nicht zu konzentrativ bemühen, trotz Rolle – die den Reiter aus der „Form" bringen kann, nicht muss – gemäß Technikleitbild „korrekt" reiten zu wollen. Es geht um das Sich-Einlassen auf die durch die Rolle vom Pferd erzeugten neuartigen Bewegungsabläufe. Geritten wird im Schritt, im Trab (ausgesessen) und im Galopp.

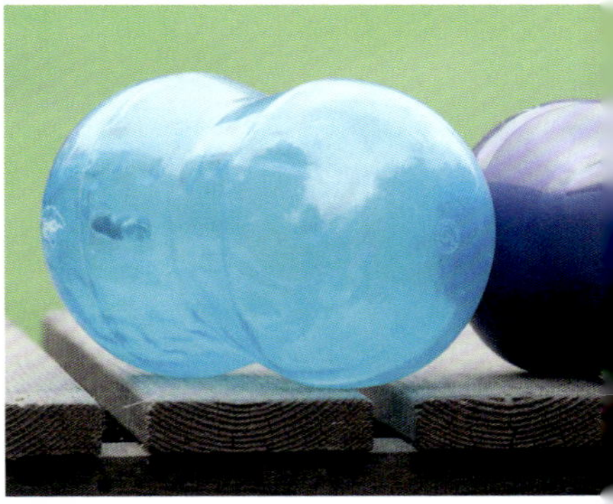

Mini-Rolle

STIMULIERUNG VON AKUPUNKTURPUNKTEN

An den Sitzbeinhöckern befinden sich Akupunkturpunkte, die die autochthonen Rückenmuskeln stimulieren, die ansonsten zu wenig angeregt werden. Der Reiter sitzt zu viel unbeweglich auf Stühlen oder wird durch den Sattel (u. a. Tiefsitzer, Pauschen) ebenso zu stark bewegungsmäßig eingegrenzt, sodass sich das Becken kaum bewegen kann, die Akupunkturpunkte nicht angeregt und die Faszien nicht genügend stimuliert werden können.
Dadurch wird die Wahrnehmung über die Faszien der Gesäßmuskeln reduziert. Die Mini-Rolle stimuliert die Lumbodorsalfaszie des Reiters und lässt die Bewegungen vermehrt wieder durch den gesamten Körper fließen.

DER REITER SITZT „ÜBER DEM PFERD"

Der Reiter wird natürlich durch die Bälle ein wenig in den „ersten Stock" gesetzt, d. h. er sitzt „über dem Pferd" und wird durch die Mini-Rolle dreidimensional bewegt. Diese dreidimensionalen Bewegungen erzeugen wieder die natürlichen Bewegungsabläufe des Reiters und der Faszien, sodass er sich – nachher auch ohne Mini-Rolle – den Pferdebewegungen besser anpassen und auf das Pferd gezielter einwirken kann. Außerdem wirken sich die wiedererzeugten dreidimensionalen Bewegungen des Reiters auch positiv auf diese Qualität des Pferdes aus. Viele Pferde „gehen" danach viel dynamischer über den Rücken.
Wenn nach einigen Minuten Reiten mit der Rolle diese wieder weggenommen wird, ist der erste Effekt für den Reiter überraschend. Er hat das Gefühl, viel tiefer im Pferd zu sitzen, mehr Kontakt mit dem Sattel zu haben und dem Pferd leichter folgen zu können. Neben der Stimulierung der Akupunkturpunkte werden die Faszien der Gesäßmuskeln

002 In diesem Film werden die Rollen und Bälle vorgestellt.

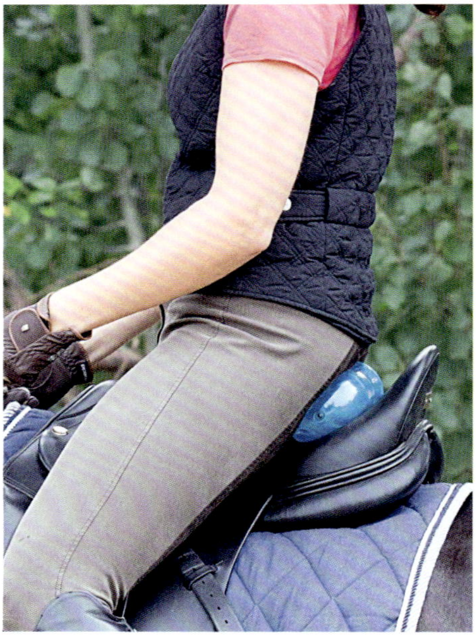

Einfühlen in die Mini-Rolle

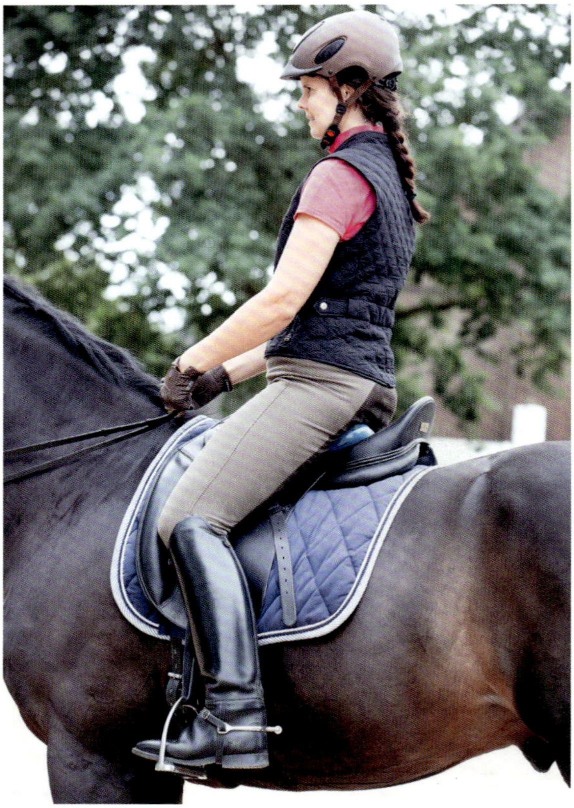

Aussitzen im Trab

so intensiv stimuliert, dass sie wieder flexibler werden und die Wahrnehmung des Reiters erhöhen. Reiter haben oft das Gefühl, dass sie einen breiteren Po haben oder der Sattel neu ist.

FUNKTIONEN DES BECKENS

Durch diese Mini-Rolle haben es Reiter danach leichter, versammelt zu reiten, weil ihr Becken reaktiv vor allem leichter nach hinten „kippen" kann, um intensiver Gewichtshilfen zu geben. Viele Reiter haben damit normalerweise Schwierigkeiten, wenn sie ein Hohlkreuz haben und ihr Becken nicht nach hinten unten „durchschwingen" kann. Auch der Senkvorgang des Beckens kann sich durch häufige Benutzung verbessern. Insgesamt wird der Reiter feinfühliger und beweglicher im Becken, was man durch reine Anweisungen des Ausbilders nicht erreichen kann.

Reiter und Pferde werden beweglicher durch diese Vielfalt von Bewegungen in sich ständig verändernden Situationen. Beim täglichen Reiten (oder auf Turnieren mit z. B. unterschiedlichen Bodenbedingungen) besitzen sie eine größere Bandbreite an Lösungsmöglichkeiten für Störfaktoren, die sie dann relativ problemlos ausgleichen können (Transfereffekt).

003 Dieser Film erklärt die Positionierung der Mini-Rolle unter dem Gesäß.

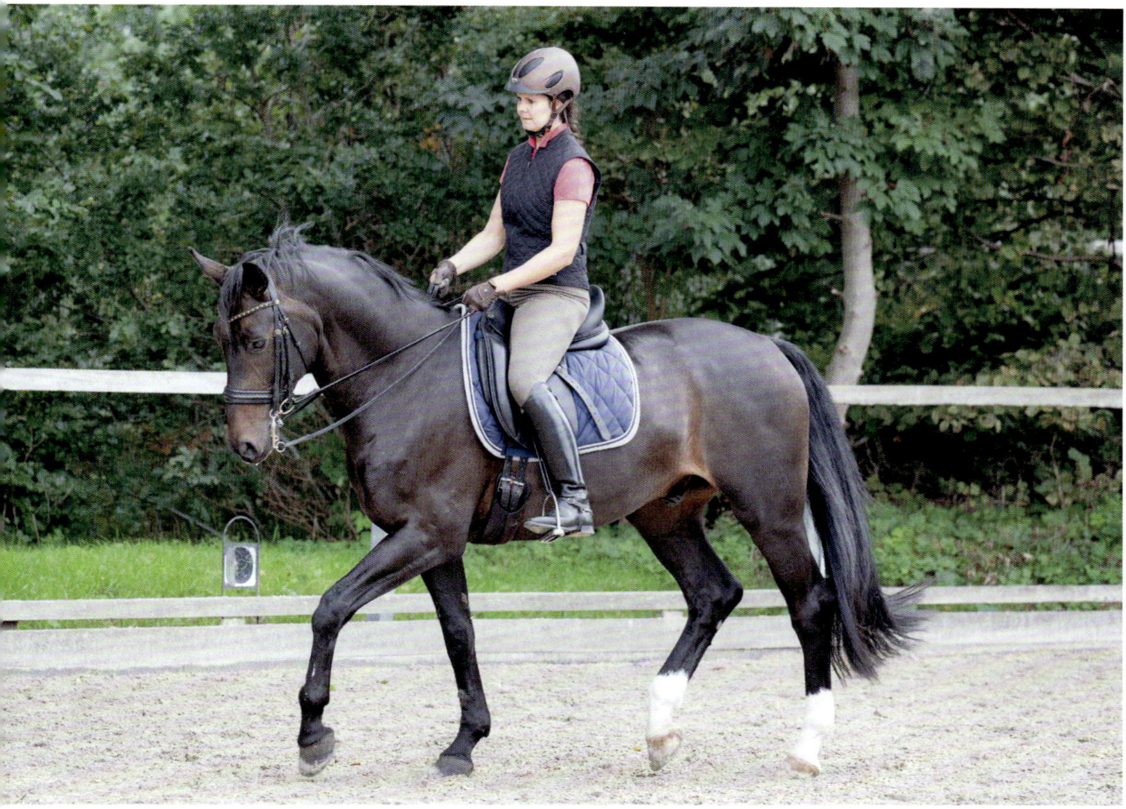

Nach dem Weglassen der Mini-Rolle ist ein flexibles Mitschwingen möglich.

Sie erwerben dadurch gefühlsmäßig immer neue situationsgerechte Bewegungsmuster in sich verändernden Gleich-(Ungleich-)gewichtssituationen und vermeiden somit mittel- und langfristig Bewegungsfehler. Pferde und Reiter erwerben die wichtige koordinative Komponente der „kinästhetischen Differenzierungsfähigkeit“ (gefühlsmäßige Unterscheidungsfähigkeit). Mittelfristig werden beide befähigt, koordinativ über ein größeres Repertoire an Bewegungslösungen zu verfügen, damit sie auftretende Probleme bei Bewegungsabläufen schneller lösen können.
Je mehr unterschiedliche Bewegungsstrukturen dem Gehirn (von Pferd und Reiter) beim täglichen Reiten angeboten werden, desto eher stehen Pferd und Reiter in jeder Reitsituation sach- und situationsgerechte Lösungen zur Verfügung. Monotones Reiten führt zu Stereotypen, die es nicht möglich machen, unvorhergesehene Störfaktoren problemlos ausgleichen zu können. Reiter und Pferd reagieren dann zu mechanisch und erzeugen Fehlleistungen.
Beim Erlernen der höchsten Versammlungsgrade des Pferdes wie Piaffe und Passage kann die Mini-Rolle dem Reiter auch helfen, die feinen „Eintauchbewegungen“ des Beckens in die Tiefe des Sattels (kleinste Kippbewegungen des Beckens nach hinten unten) zu erfühlen und nachzuvollziehen (siehe auch Fascia-Rolle).

REAKTIONEN DER PFERDE

Pferde reagieren beim Reiten mit der Mini-Rolle relativ selten mit Fehlverhalten auf diese ungewohnte Situation. Meistens werden sie freier im Rücken und fühlen sich auch wohler, wenn sie sich an die unterschiedlichen neuen Gleichgewichtssituationen durch den sich vielfältiger bewegenden Reiter gewöhnt haben.

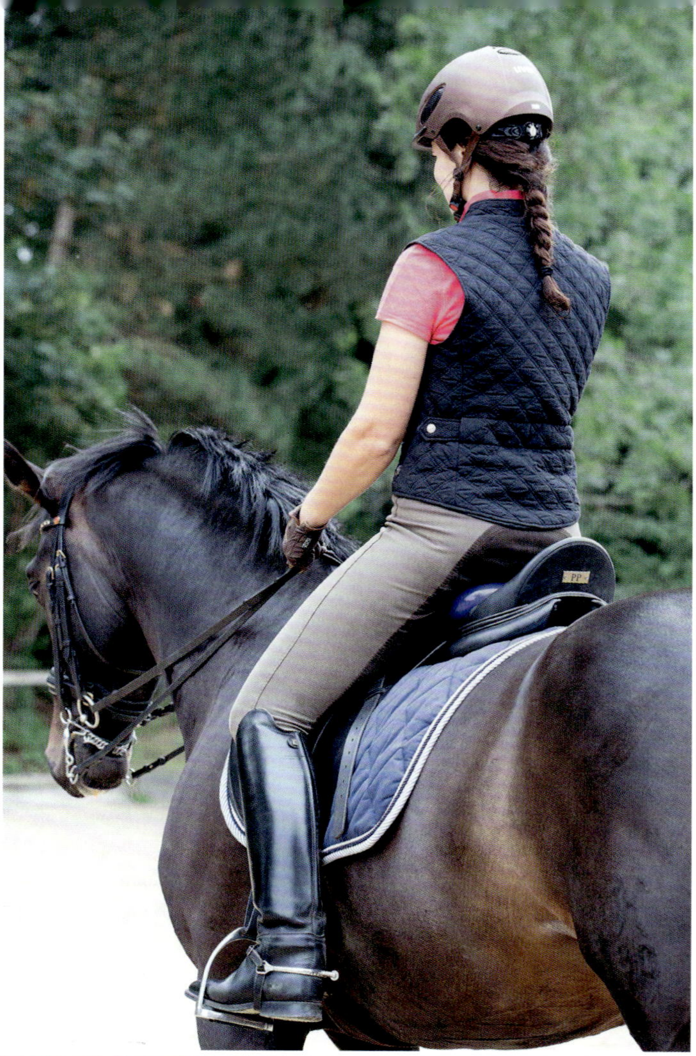

Die Fascia-Rolle wird wie die Mini-Rolle quer zum Sattel platziert.

ZUSÄTZLICHE ENTLASTUNGEN DES REITERS

Die Mini-Rolle entlastet beim Reiter die Muskelstrukturen des Schulter-, Rücken- und Beinbereichs, sodass er insgesamt eine entspannte Sitzstruktur aufweist. Die Beine fallen entspannt aus den Hüftgelenken. Außerdem werden die Beckenbodenmuskeln „trainiert", die autochthon (also nicht bewusstseinsfähig) wie die Rückenmuskeln sind. Somit wirkt der Reiter insgesamt bezüglich der Stabilität und Flexibilität deutlich in sich geschlossener sitzend.

Reiter spüren durch die schwingenden Bewegungen der Mini-Rolle reaktiv die wiedergewonnene Dreidimensionalität ihrer Bewegungen. Sie erleben, wie sich die zentralen Muskeln des Rumpfes in einem rhythmischen Wechselspiel koordinativ organisieren (Bauch-, Rücken- und viereckige Lendenmuskeln).

Durch das von der Mini-Rolle ständig erzeugte „Ungleichgewicht" lernen Reiter, mit dem Gleichgewicht mithilfe ihres Beckens zu spielen, ohne an den Zügeln ziehen oder mit den Adduktoren klemmen zu müssen. Losgelassenheit und Rhythmus dominieren in diesen Situationen.

FRANKLIN FASCIA-ROLLE

Geritten wird im Schritt, im Trab (ausgesessen) und im Galopp.
Die Fascia-Rolle ist mit Wasser gefüllt und trägt ihren Namen, weil sie noch intensiver in die Faszienstrukturen des Beckenbereichs eindringt als die Mini-Rolle. Der Reiter benutzt sie ebenso quer im Sattel wie die Mini-Rolle, nur hat er durch die andere Struktur der Rolle mehr Kontakt zum Sattel, weil die fehlende Luft ihn nicht so intensiv wie einen Ball im Sattel „springen" lässt. Dadurch werden die Faszien der Gesäß- und der autochthonen Beckenbodenmuskeln und der inneren Organe neben den Muskeln des Oberkörpers noch intensiver angeregt. Die Resultate nach der Benutzung sind von Reiter zu Reiter graduell anders gegenüber der Mini-Rolle, oft intensiver bezüglich der Tiefe des Sitzes. Es gibt auch Reiter, denen die Einwirkung dieser Rolle zu Beginn zu intensiv ist. Dann sollte man sie später einsetzen, wenn sich die Reiter durch die Mini-Rolle an die Sensibilisierung ihres Systems gewöhnt haben.
Die Bewegungsresultate entsprechen generell denen der Mini-Rolle mit Luft, nur empfinden viele Reiter die Möglichkeiten des Reitens von versammelnden Lektionen noch deutlicher. Gerade die letzten Zentimeter des Beckenkippens nach hinten-unten kann intensiver vollzogen werden, weil die Fascia-Rolle das Becken geradezu ansaugt. Als Folge wird der Kopf des Reiters entspannter und natürlich leicht nach vorne-unten blickend getragen (Nase befindet sich in etwa zwei Zentimeter unter der Waagerechten).

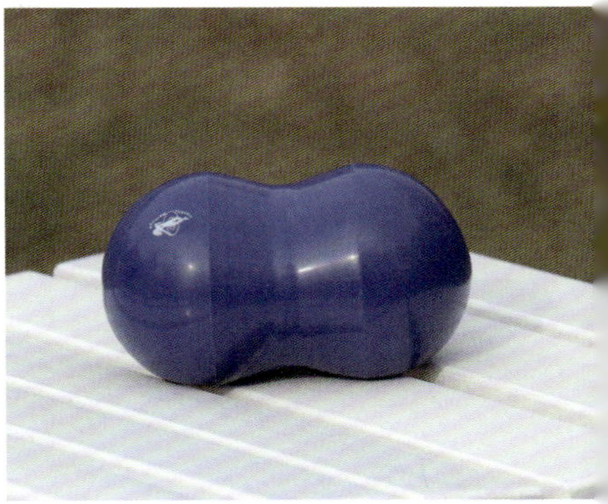

Die Fascia-Rolle ist mit Wasser gefüllt.

FRANKLIN-BALL SOFT

Diese Bälle können in unterschiedlichen Körperbereichen verwendet werden. Dabei kann der Reiter alle Gangarten wählen. Die Bälle können unterschiedlich weich/hart aufgepumpt werden. Zu Beginn ist eine weiche Version angenehmer.

BÄLLE UNTER DEN ACHSELN

Zunächst werden sie unter die Achseln platziert; die Arme sind ein wenig abgespreizt, wirken von außen betrachtet dysfunktional (sind es aber nicht) und fallen entspannt aus dem Schultergelenk. Wenn die Bälle tiefer platziert werden, kann es zu einem „Klemmen" des Reiters mit den Armen kommen, was sich insgesamt nicht positiv auswirken würde. Bei kleineren Personen können auch die Original Franklin-Bälle in einem weich aufgepumpten Zustand oder kleine rote Bälle (Franklin Universal Mini) verwendet werden, um das Abspreizen der Reiterarme nicht zu stark werden zu lassen.
Die Funktionen sind folgende: Das Schultergelenk ist eine Problemzone des Reiters, weil der Kopf des Oberarmknochens das Kugelgelenk

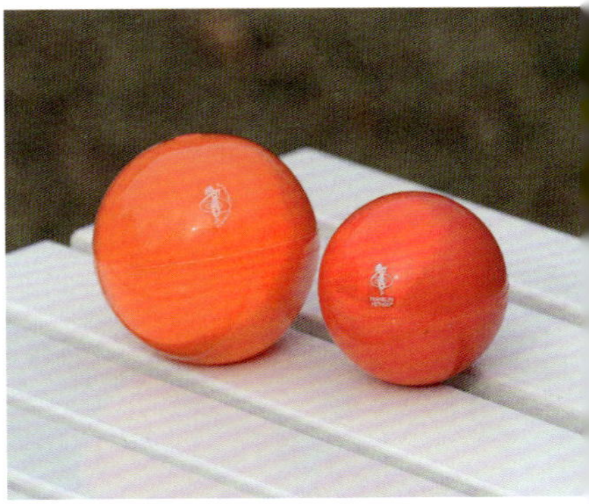

Franklin-Ball soft (links) und Franklin Universal Mini (rechts)

004 Dieser Film zeigt die Anwendung der Bälle unter den Achseln.

nur in etwa zu 25 % ausfüllt. Die dadurch entstehende Labilität kann nur durch die umliegenden Muskeln (Deltamuskel, Rotatorenmanschette, Kapuzenmuskel, Rautenmuskel etc.) stabilisiert werden.
Der Soft-Ball führt dazu, dass alle Muskeln um das Schultergelenk herum ständig rhythmisch einmal größer/kleiner, intensiver/weniger intensiv schwingend, bewegt werden. Diese sich ständig verändernden Bewegungsabläufe regen die Faszien in diesem gesamten Bereich an und führen zu einer verbesserten Koordination aller Muskelstrukturen. Werden die Bälle weggenommen, so haben die Reiter ein insgesamt wohliges Gefühl im Hals-/Nacken-/Schulterbereich. Sie sitzen aufgerichteter, erleben es auch und können besser atmen. Sie fühlen sich entspannt und nehmen eine weichere Verbindung zum Pferdemaul wahr. Schon während des Reitens mit Bällen zeigen viele Pferde oft mehr Kautätigkeit, die sich auch beim Reiten ohne Bälle aufrechterhalten lässt. Voraussetzung ist, dass der Reiter diese Bälle öfter benutzt, sodass sich sein Oberköperbereich strukturell verändert.

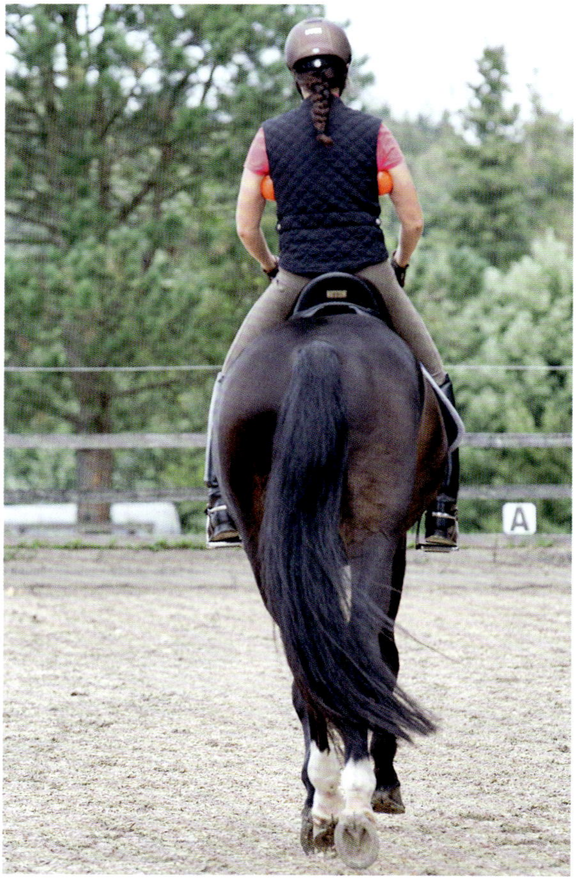

Soft-Bälle unter den Achseln verbessern die Zügelführung.

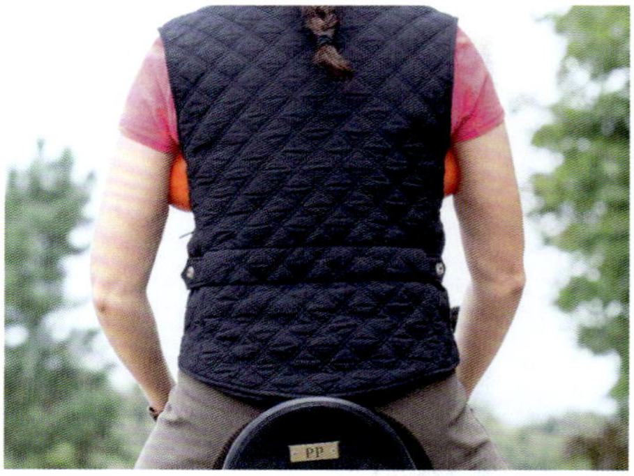

Häufiges Nutzen der Bälle wirkt sich ...

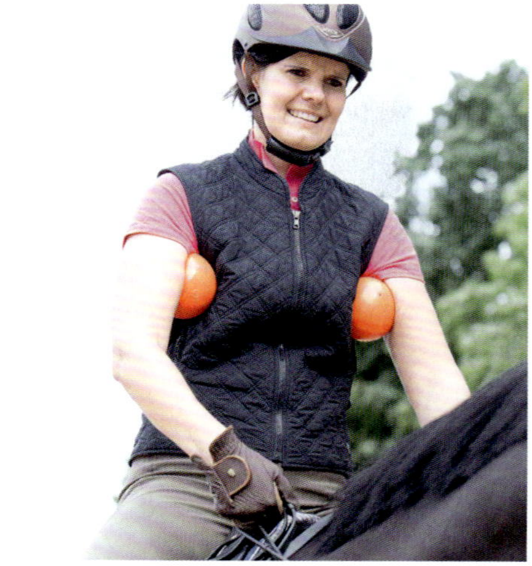

... positiv auf die Struktur des Oberkörpers aus.

Reiter empfinden nach Benutzen der Bälle oft zum ersten Mal, was Nachgeben und Annehmen mit den Zügeln heißt und wie es sich anfühlt. Durch die Entspannung im Schulterbereich kommt es automatisch zu einer besseren Lage der Beine, weil die Adduktoren (Klemmer) mit den Hals-/Nackenmuskeln korrespondieren (sie lassen reaktiv los bzw. spannen sich an).

005 In diesem Film sehen Sie die Anwendung der Bälle unter den Oberschenkeln.

BÄLLE AN DEN ADDUKTOREN

Des Weiteren können die Soft-Bälle unter die Adduktoren beider Beine platziert werden. Da diese Muskeln mehrköpfig sind (also mehrere Stränge haben), sollen die Positionen öfter gewechselt werden (einmal mehr in Richtung Schambein, dann wieder in Richtung Knie). Werden die Bälle weggenommen, sitzt der Reiter weniger klemmend, schwingt ganzkörperlich besser durch und fühlt sich im Oberkörper entspannter und aufgerichteter. An den Adduktoren können je nach Körpergröße auch die Franklin Universal Mini-Bälle verwendet werden.

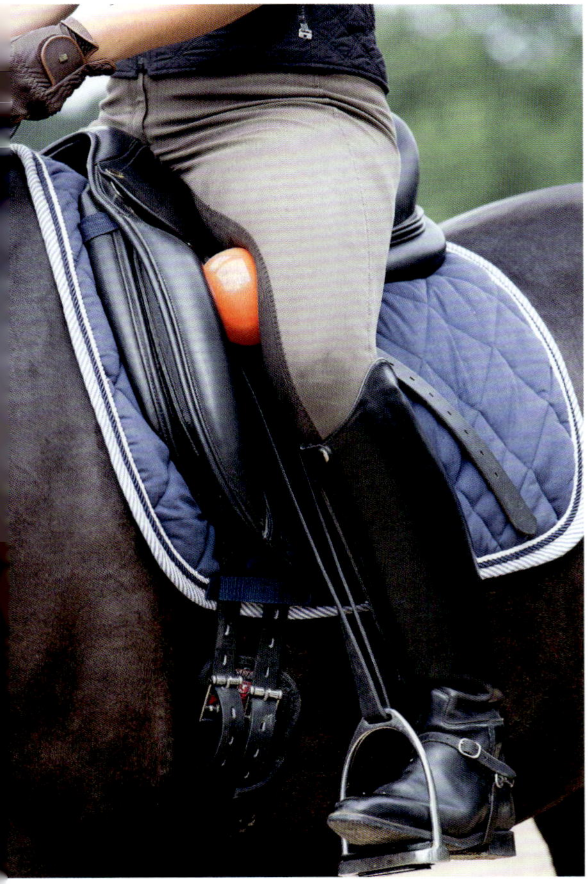

Die Soft-Bälle an den Adduktoren …

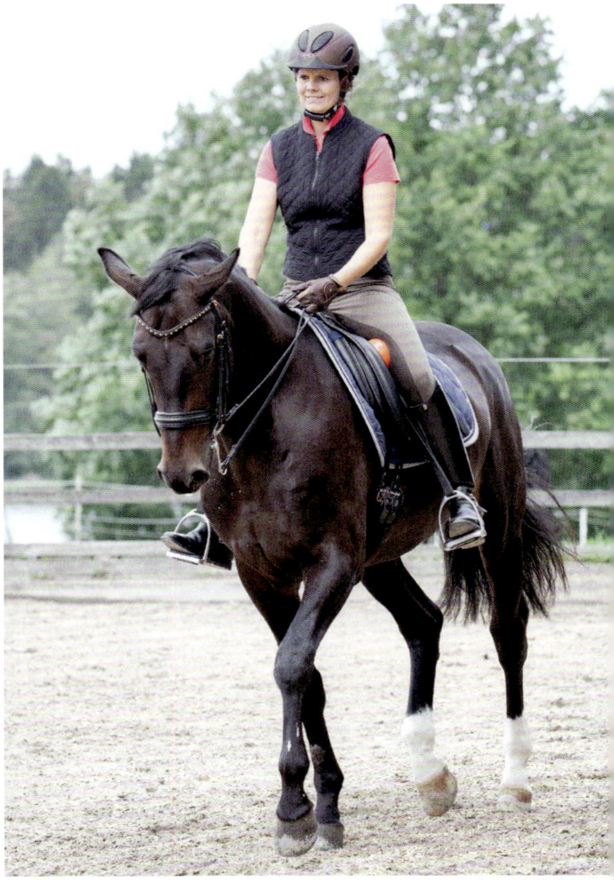

… sollten unterschiedlich platziert werden.

Außerdem können diese Bälle wie beim Original Franklin-Ball einseitig oder auch beidseitig unter den Sitzbeinhöckern verwendet werden (siehe unten).

ORIGINAL FRANKLIN-BALL

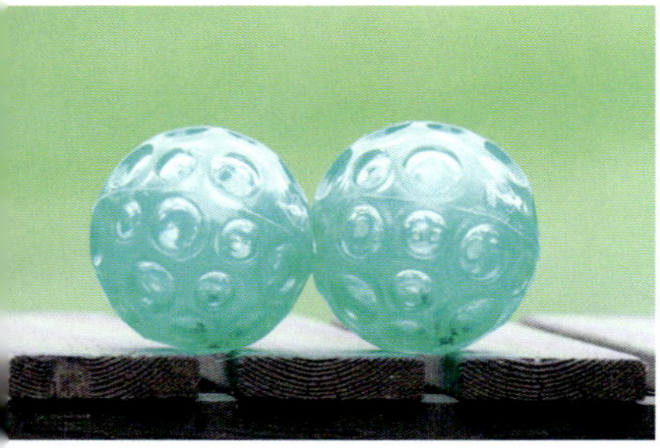

Der Original Franklin-Ball hat Noppen und ist mit Luft gefüllt.

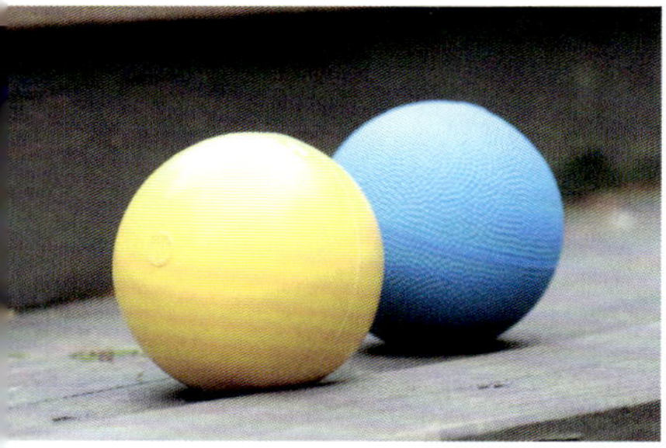

Der gelbe Franklin Fascia-Ball und der blaue Franklin Fascia-Ball Grip sind mit Wasser gefüllt.

Der grüne Ball wird ebenso unterschiedlich weich/hart aufgepumpt und unter den Sitzbeinhöckern einseitig benutzt. Der Reiter soll mit einem Ball unter einem Sitzbeinhöcker im Schritt, Trab (ausgesessen) und Galopp reiten. Nach einer Gewöhnungsphase können auch die mit Wasser gefüllten Franklin Fascia-Bälle verwendet werden.

EINSEITIG UNTER DEN SITZBEINHÖCKERN

Durch die einseitige Nutzung des Balles hat der Reiter zunächst das Gefühl, dass er schief sitzt. Von außen ist diese Schiefe kaum wahrzunehmen. Das anfängliche Unwohlsein der Einseitigkeit weicht meistens schnell, weil das kinästethische System des Reiters u.a. über das Gehirn, Rückenmark etc. das Ungleichgewicht reaktiv ausgleicht (natürliche Reaktion). Je mehr der Reiter an diese Ungleichgewichte herangeführt wird, desto schneller funktionieren seine Ausgleichsmechanismen.
Dabei sind auch die Reize der autochthonen Rückenmuskulatur durch die Stimulierung der Akupunkturpunkte an den Sitzbeinhöckern bedeutungsvoll, die zur natürlichen Aufrichtung führt. Viele Reiter rich-

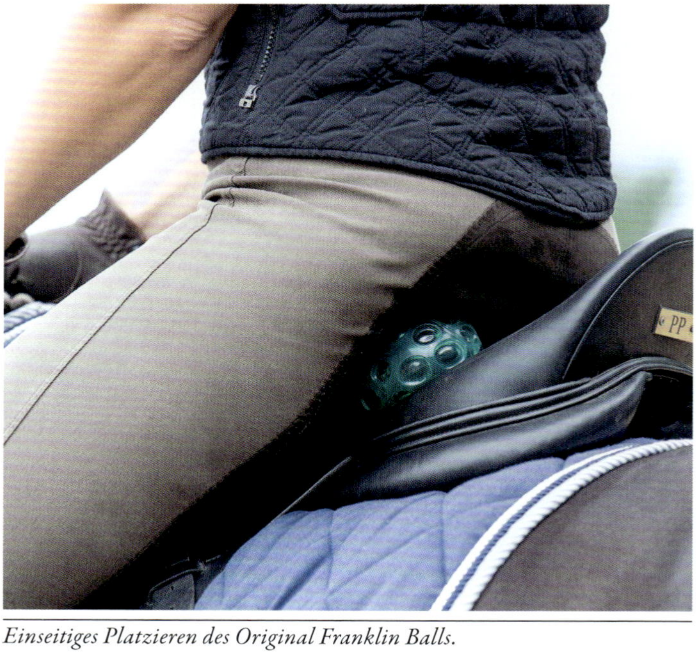

Einseitiges Platzieren des Original Franklin Balls.

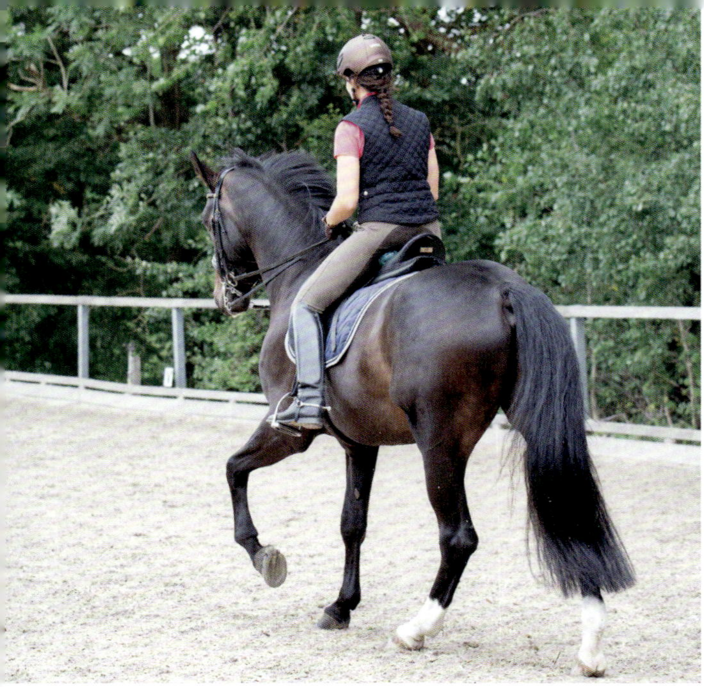

Je öfter man an Ungleichsituationen herangeführt wird, desto …

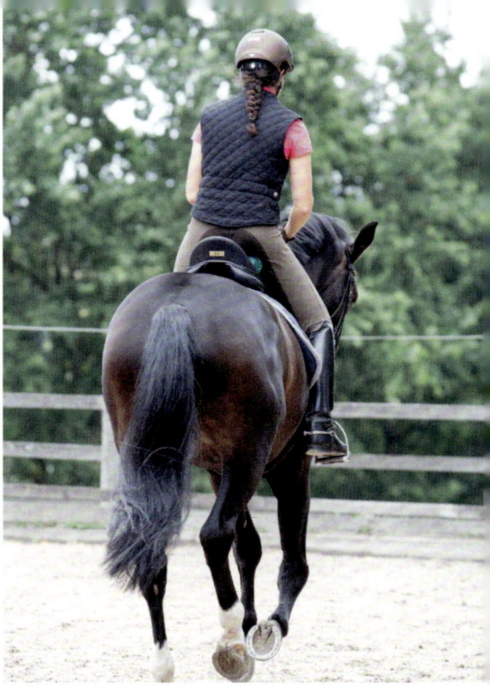

… schneller funktioniert das Gleichgewicht.

ten sich nicht nur nach der Benutzung der Bälle auf, sondern sie gewinnen das Gefühl, noch tiefer im Pferd zu sitzen. Ein mehrmaliger Wechsel der Bälle ist dabei sinnvoll.

Insgesamt werden Reiter sensibler für die ein- und beidseitigen Gewichtshilfen. Viele spüren erst durch die Benutzung eines Balles, dass sie normalerweise relativ einseitig sitzen. Erst diese Kontrasterfahrung lässt sie es spüren. (Man kann die Bälle nach der einseitigen Benutzung auch beidseitig einsetzen.)

„DIE SITUATION LEHRT, NICHT DIE INSTRUKTION"

Neben den gesamten positiven Effekten bezüglich der Faszien hat der Umgang mit den Franklin-Bällen weitere bewegungswissenschaftliche Bedeutung. „Die Situation lehrt, nicht die Instruktion; es gilt den Dingen und den in ihrem Sosein eingelagerten Gesetzmäßigkeiten zu entsprechen, nicht die Gesetzmäßigkeiten als Konstruktionshilfen für die eigene Bewegungsformung zu verwenden" (Trebels 1990, S. 15). Was bedeuten diese Aussagen im Zusammenhang der Bewegungserfahrungen mit den Franklin-Bällen auf dem Pferd?

Das Reiten mit den Franklin-Bällen ist „effektiver" im Sinne des Zusammenhangs von Bewegen und Wahrnehmen, weil Erfahrungssituationen geschaffen werden, die der Reiter selbstständig erkunden (erspüren) muss. Auf diesem Wege erwirbt er zentrale Bewegungsmuster und Einsichten durch die Auseinandersetzung mit der Reitsituation.

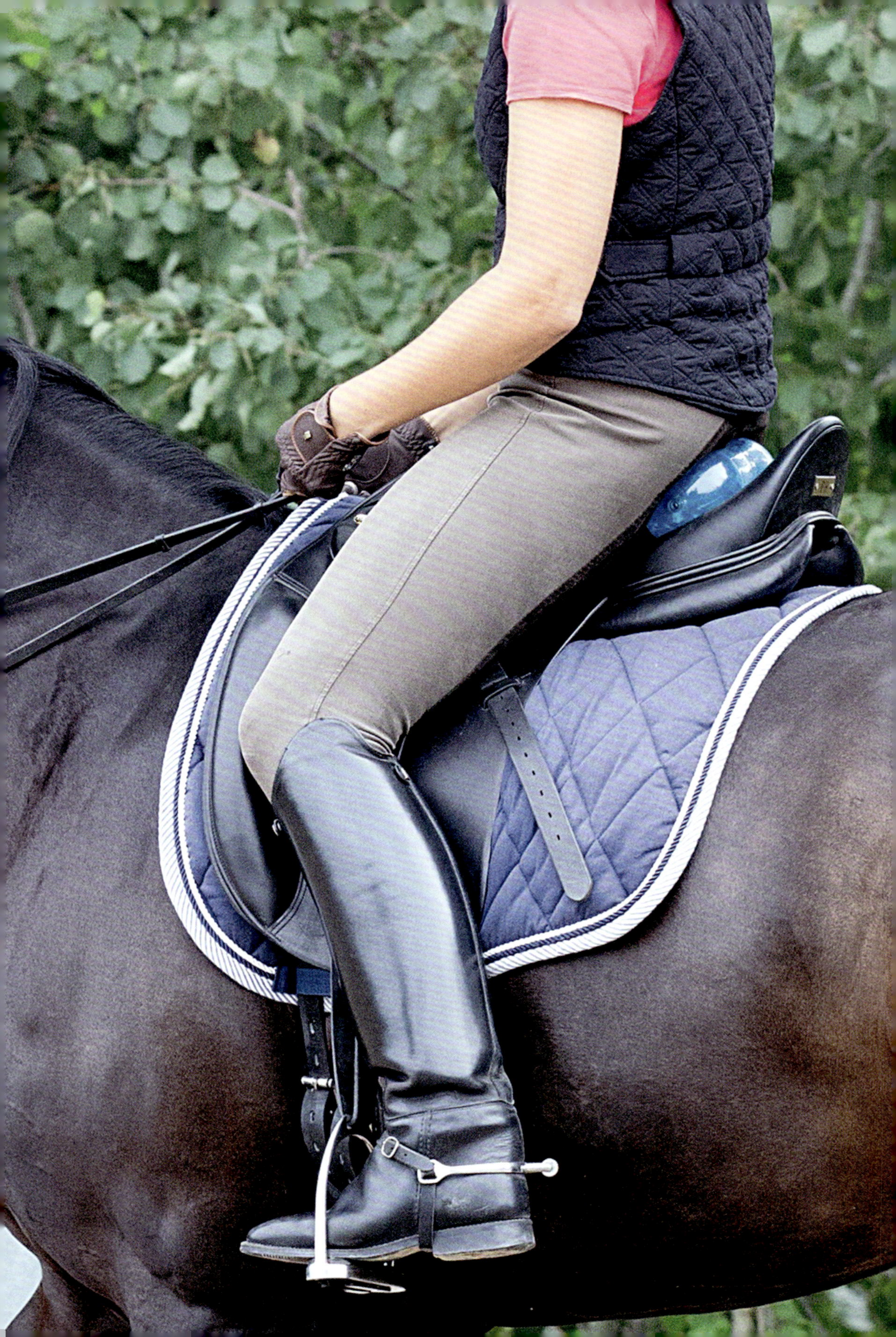

Faszientraining für Reiter

Faszien verbinden „alles mit allem", sie durchziehen als Ganzkörpernetzwerk den Körper des Menschen. Auch als „Bindegewebe" bekannt, hat es viele wichtige Funktionen.

In der Medizin wurden die Faszien in Anatomieseminaren bis vor wenigen Jahren unterschätzt. Man entfernte sie, weil sie u. a. Ummantelungen der Muskeln waren und als störend angesehen wurden. Der Blick auf Ursprünge und Ansätze der Muskeln wurde durch sie behindert. Auch in den Anatomiebüchern fand man kaum Informationen. Faszien waren Hüllen aus straffem Gewebe um die Muskeln, die sich in ihnen bewegen können und bezüglich ihrer Lage stabilisiert werden. Muskel und Faszie wurden als voneinander unabhängige Strukturen dargestellt, anstatt sie als korrespondierende Komponenten zu betrachten, die sich gegenseitig bedingen.
Einen Durchbruch gab es 2007 bei einem Kongress für Faszienforschung in Boston. Es trafen sich Wissenschaftler unterschiedlicher Fachgebiete zu einem internationalen Kongress, bei dem interdisziplinäre wissenschaftliche Beziehungen dazu führten, die Komplexität der Faszien zu entdecken. In diesem Zusammenhang haben Still, Typaldos, Myers, Stark fundamentale Bedeutung (siehe u. a. Myers 2010; Paoletti 2011; Schleip/Bayer 2014; Schwind 2014; Slomka 2014).

WAS SIND FASZIEN?

Bindegewebe kann als das Synonym für Faszien angesehen werden. Die Faszien als Funktionssystem fristeten im Allgemeinen als auch im fachlichen Sinne in der Medizin eine mehr sekundäre Rolle, obwohl sie beim Menschen „alles mit allem" verbinden, also den gesamten Körper durchziehen. Die verbindende Funktion bezieht sich auf Kapseln mit Bändern und Muskeln mit Knochen mittels Sehnen. Es ist ein Ganzkörpernetzwerk oder Scherengitter mit unterschiedlichen Funktionen. Zu den Faszien gehören alle kollagenen (eiweißhaltigen), faserigen Bindegewebe. Man sprach früher eher von „Verpackungsmaterial" und stufte das Gewebe als relativ unbedeutend ein. Die in den Faszien innewoh-

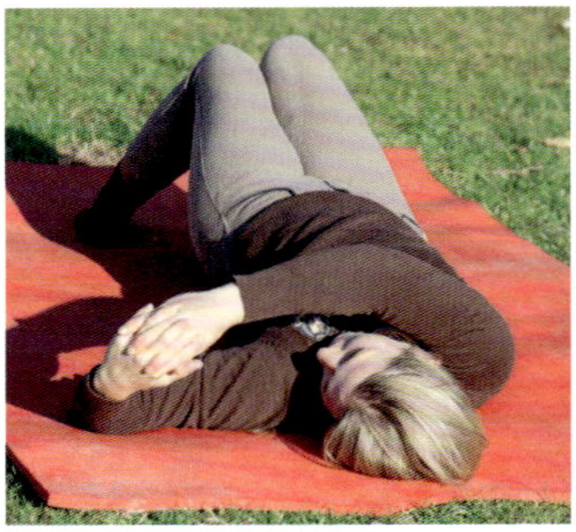

Die Spirallinien werden mit ...

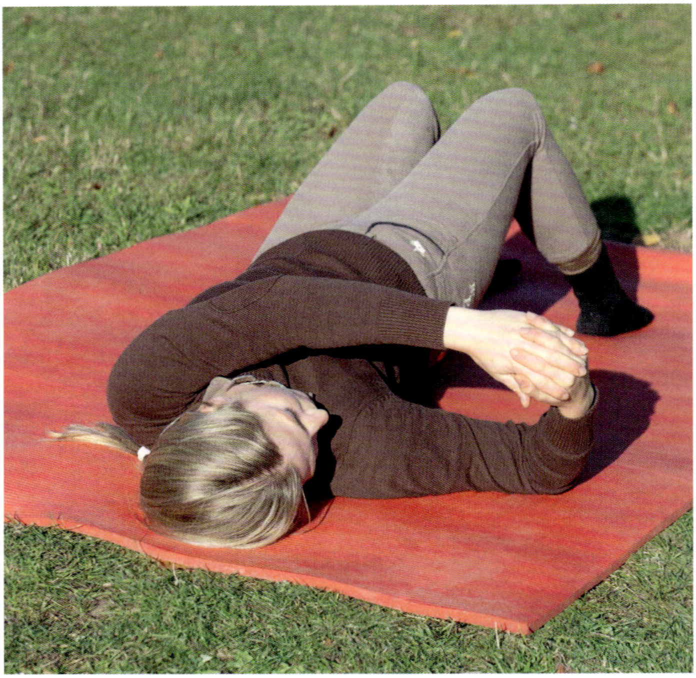

... cross-koordinativen Übungen gedehnt.

nenden Funktionen wurden eher anderen Strukturen zugeschrieben. Die Beschaffenheit der Faszien besteht aus Wasser, Kollagen (Eiweiß), Zucker – und Eiweißverbindungen sowie unterschiedlichen Klebstoffen. Die einzelnen Bestandteile verbinden sich zu sogenannten Strängen, Beuteln, Taschen und Umhüllungen. Das gesamte Gewebe ist hochanpassungsfähig, wobei die Qualität der Beschaffenheit durch die tägliche Nutzung bestimmt wird. Diese führt zu unterschiedlichen Längen, Stärken sowie zur Reiß- und Gleitfähigkeit des Gewebes. Das kollagene Gewebe ist so aktiv, dass es sich innerhalb eines halben Jahres vollständig erneuern kann.

Wasser ist für die Funktionalität der Faszien von zentraler Bedeutung. Sehr einseitige Belastungen oder Bewegungsmangel führen zur Dehydration (Entwässerung) des Gewebes, sodass die Elastizität und somit die Belastungs- und Regenerationsfähigkeit schwindet. Selbst die kleinsten Faszien sind hydraulisch strukturiert und bezüglich Form und Länge sehr anpassungsfähig.

Die gesamten Fähigkeiten der Faszien bleiben jedoch nur erhalten, wenn Pausen bei körperlichen Belastungen eingehalten werden und somit die Hydration einsetzen kann.

Faszien haben eine dreidimensionale Struktur, die es zu erhalten gilt, weil durch sie die Dreidimensionalität menschlicher Bewegungen unterstützt wird bzw. Voraussetzung für diese ist. Das körperweite Netzwerk durchdringt den Körper von oben nach unten, von vorne nach hinten und von außen nach innen.

AUFGABEN DER FASZIEN

Die Faszien haben unterschiedliche Aufgaben im täglichen Leben, dessen sich der Mensch gar nicht bewusst ist. Die verbindende Funktion wurde bereits auf Seite 17 betont. Des Weiteren ist die schützende Funktion bedeutungsvoll. Faszien sind als eine mechanische Barriere gegen eindringende Fremdkörper zu sehen. Von außen wirkende Belastungen und Kräfte werden durch sie verteilt und absorbiert. Die abwehrende Funktion besteht darin, dass im Bindegewebe phagozytierende Zellen enthalten sind. Diese sogenannten „Fresszellen" werden bei Angriffen von außen auf unser Immunsystem aktiv und schützen uns. Außerdem sind die Faszien ein Informationssystem, weil durch den ausreichend vorhandenen Wasserhaushalt ein dichtes Nervengeflecht für die Reizwahrnehmung und deren Weiterleitung sorgt.

1 FASZIEN ÜBERTRAGEN KRÄFTE

Der Reiter besitzt einen passiven und aktiven Bewegungsapparat. Muskeln sind das aktive System, erzeugen Energie und bewirken Kontraktionen, die kraftmäßig auf die Knochen bzw. das Skelettsystem (passives System) über Gelenke übertragen werden. Die Zusammenhänge von Muskeln, Gelenken und Knochen werden durch Faszien hergestellt. Sehnen und Bänder unseres Körpers gehören auch zum Fasziensystem.
Bänder verbinden Knochen mit Knochen und wirken gelenkstabilisierend, während Sehnen den Kontakt vom Muskel zum Knochen herstellen und Körperteile bewegen. Faszien transferieren somit Kräfte auf unser Skelett und übernehmen eine wichtige Funktion des aktiven Bewegungsapparats.

2 FASZIEN SPEICHERN KRÄFTE

Muskeln sprach man bisher zu, die alleinige Energiequelle der menschlichen Bewegungen zu sein. Heute weiß man aus der Forschung, dass Faszien ebenfalls die Fähigkeit besitzen, Energie der Bewegungen von

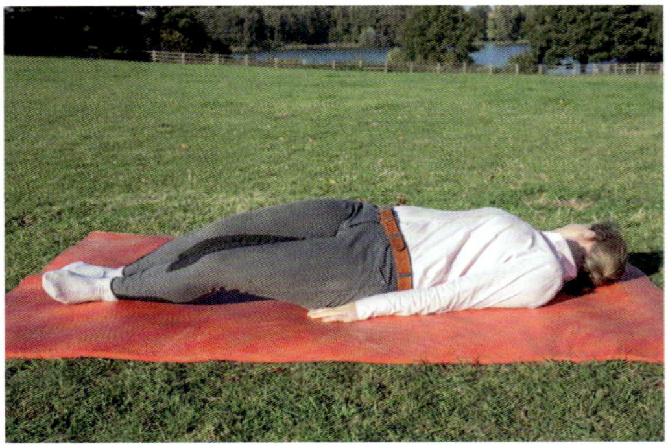

Spirallinien gehören zu den Leitbahnen im Körper …

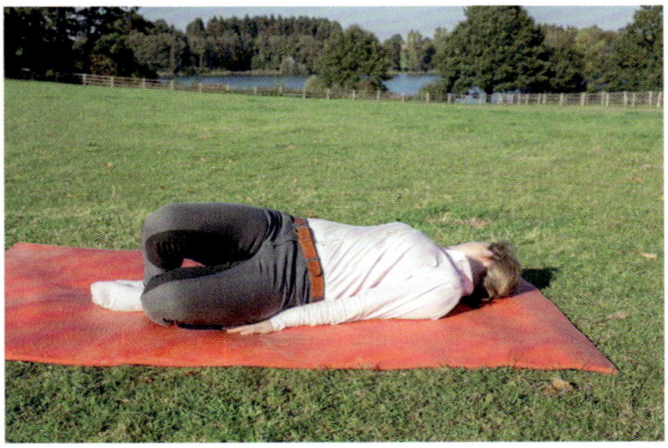

… und umwinden ihn wie eine Doppelhelix (Seite 22).

Gelenken und Knochen zu erzeugen. Sie sind imstande, Energie federartig zu speichern und katapultartig abzugeben.
Die Trainingswissenschaft hat diese Fähigkeit bisher zu wenig beachtet. Bei gut trainierten Sportlern (Reitern) nimmt bei federnden Bewegungen der Anteil der aktiven Muskelarbeit ab, wobei gleichzeitig die kollagene Federung (der Faszien) steigt. Diese Vorgänge kosten weniger Energie und führen zu einer Bewegungsökonomie.

3 FASZIEN DIENEN DER WAHRNEHMUNG

Früher galten die Propriorezeptoren an den Muskeln und Gelenken als Organe der Sinnesmeldung, während nach neusten Erkenntnissen die Faszien mindestens ebenso intensiv an der Wahrnehmung von Spannungsempfindungen der Muskulatur und dem Wahrnehmen der Gelenkpositionen beteiligt sind. In den Faszien sind sogar mehr Sinnesrezeptoren als in den anderen Strukturen enthalten.
Faszien haben die Fähigkeit, die Empfindungen einzelner Muskeln und Gelenke mit den naheliegenden zu koordinieren. Dieses liegt daran, dass die Faszien in große Zuglinien (Myofasziale Leitbahnen, Myers 2010) integriert sind, die weite Teile des Körpers miteinander verbinden (oberflächliche Frontallinie, oberflächliche Rückenlinie, Laterallinien, Spirallinien – Seite 22).
Heute gilt das Fasziensystem als sensibles Sinnesorgan für die Organisation der Wahrnehmung in unterschiedlichen Lebenssituationen (Ruhe, Bewegung). Es vermittelt differenziert Wahrnehmungen des Reiters und signalisiert ihm angenehme und unangenehme Gefühlssituationen. Somit kann eine sensibel ausgebildete Körperwahrnehmung auch als Schutz vor Schmerzen gelten.

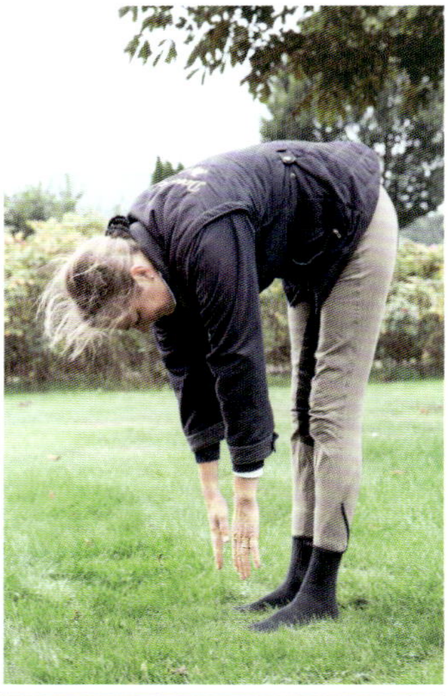

Vorher: Rumpfbeugen ohne Stimulierung der Plantarfaszie im Fuß

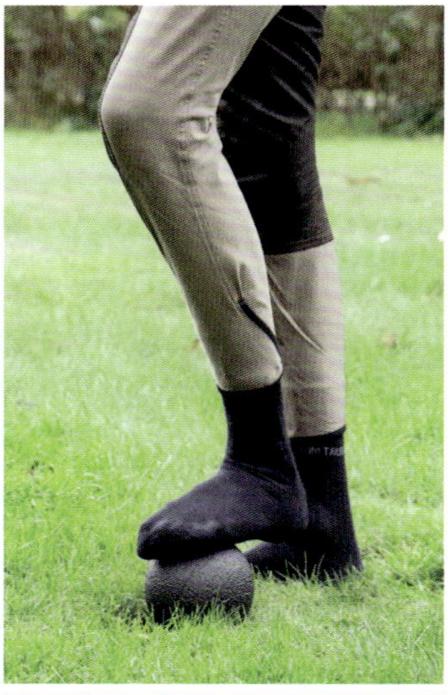

Das Rollen der Fußsohle über den Blackroll-Ball

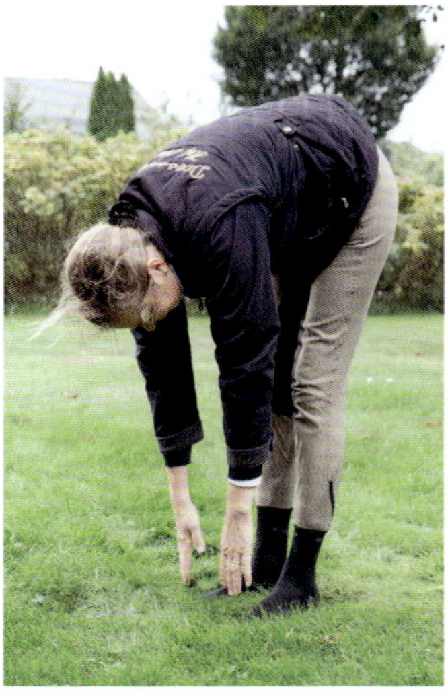

Nachher: Der Rumpf kommt näher an die Beine, die Hände tiefer.

4 FASZIEN SIGNALISIEREN BESCHWERDEN

Reiter beanspruchen ihre Faszien intensiv. Ein Großteil körperlicher Beschwerden, die beim Reiten entstehen, ist im Fasziensystem lokalisiert. Die Ursachen für diese negativen Befindlichkeiten sind in Überbelastungen, einseitigen Belastungen oder Fehlbelastungen des Bewegungsapparats zu suchen, die auf „Verklebungen" hindeuten. Gemäß ihrer Nutzung haben Faszien andere Ausprägungen, Formen oder Beschaffenheit.

Durch den Einsatz von Franklin-Bällen und -Rollen (Seite 4 ff.) können diese Beschwerden vermieden oder bereits vorhandene „Verklebungen" aufgehoben werden.

REZEPTORENARTEN IN DEN FASZIEN

Obwohl Still als Begründer der Osteopathie bereits 1899 (Lukas 2012; Stark 2007) unterschiedliche Rezeptoren in den Faszien nachgewiesen hatte, wurden diese Erkenntnisse nicht weiter genutzt. Man kann davon ausgehen, dass unterschiedliche Therapeuten wie Osteopathen, Akupunkteure, Triggerpunkt-Therapeuten oder Feldenkrais (Feldenkrais-Methode) und Rolf (Rolfing-Methode) Faszien bereits unbewusst behandelt haben. Sie wirkten dabei positiv auf unterschiedliche Zellen der Sinneswahrnehmung wie Golgi-, Pacini-, Ruffini-Rezeptoren und die freien Nervenendigungen ein.

Golgi-Rezeptoren befinden sich u. a. in den Muskel-Sehnen-Übergängen (Muskel-Sehnen-Organ), in den Sehnenplatten, in den Bändern peripherer Gelenke und in den Gelenkkapseln. Sie schützen das System, indem sie bei extremen Dehnungen mit Aktivität reagieren. Außerdem sprechen sie bei Kontraktionen in endgradigen Bereichen von Gelenkstellungen blitzartig an.

Bei unwillkürlichen Bewegungen durch Fremdeinwirkung (das Pferd springt zur Seite etc.) schützen sie somit den Reiter reflektorisch vor Sehnenausrissen aus dem Knochen. Dabei wird der Muskel zur Kontraktion stimuliert, was zu einer Entspannung der Sehne führt. Wenn keine solche „Notsituation" vorherrscht, kann man durch eine Aktivierung mit den Fingern, eine Senkung der Spannung erreichen.

FASZIENKATER

Faszienkater ist ein flächiges Gefühl (ähnlich dem Muskelkater) auch an den Stellen, wo sich keine Muskeln befinden. Diese Empfindungen entstehen hauptsächlich bei exzentrischen (also bremsenden) Bewegungen, die zu Geweberissen in der faszialen Struktur führen (Slomka 2014). Ein gut trainiertes Fasziensystem ist gegen diese bremsenden Zugspannungen geschützt, wenn es – gemäß bisheriger Ausführungen – genügend mit Wasser versorgt ist und sehr variabel benutzt wird.

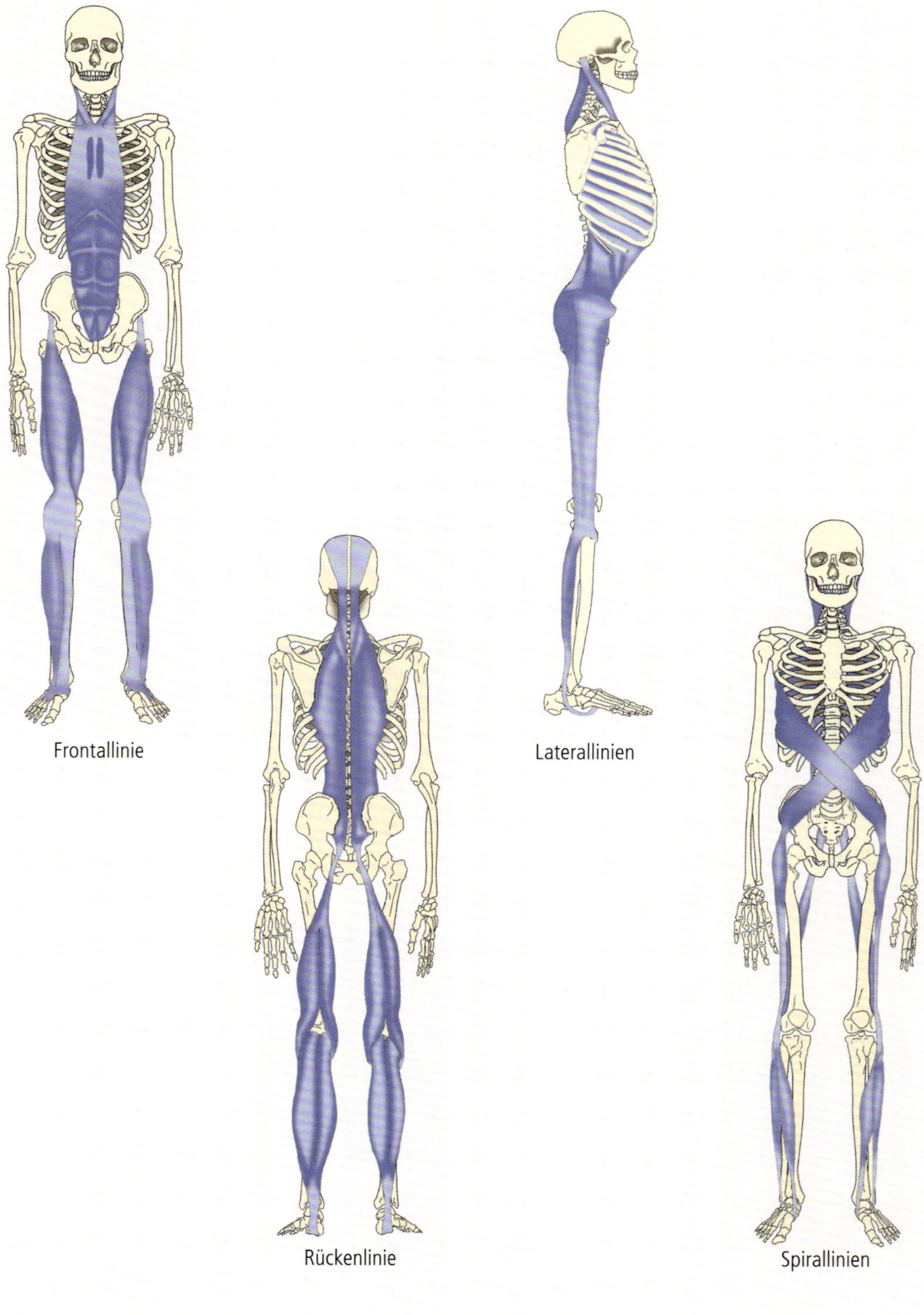

Die vier Leitbahnen: Frontallinie, Rückenlinie, Laterallinien, Spirallinien

LEITBAHNEN IM KÖRPER

Die Orientierung bei kräftigenden Übungen und auch beim Dehnen hat sich an den myofaszialen Leitbahnen zu orientieren. Es gibt vier Leitbahnen (gemäß Myers 2010):

— Die **oberflächliche Frontallinie** verläuft von den Zehen zum Becken und vom Becken bis zum Kopf. Auf dieser Linie liegen eher schnell reagierende Anteile.

— Die **oberflächliche Rückenlinie** geht von den Zehengrundgelenken über die Plantarfaszie (Fußsohle) den Körper hoch über die Schädellinie bis zu den Augenbrauen. Bei der Arbeit auf dieser Linie sind die Kopfhaltung, die Stellung der Knie und die Stellung des Fußes zu bedenken, weil alle drei Aspekte die Zugspannungen verändern können.

— Die **Laterallinien** klammern sozusagen von rechts und links den Körper ein. Sie gehen von der Außenseite des Fußes unter den Schultern hindurch bis zum Schädel im Bereich der Ohren.

— Die **Spirallinien** umwinden den Körper wie eine Doppelhelix (Slomka 2014). Jede Schädelseite wird über den Rücken mit der gegenüberliegenden Schulter verbunden. Sie verlaufen weiter um den Brustkorb und kreuzen sich im Bauchnabelbereich. Sie ziehen weiter über die vordere Außenseite des Ober- und Unterschenkels zur Fußinnenseite, um über die hintere Rumpfseite wieder auf die Schädelbasis zu treffen (vgl. u. a. Lukas 2012; Myers 2010; Slomka 2014; Thömmes 2013).

FASZIENBEHANDLUNG IM ÜBERBLICK

— Generell gibt es zwei Möglichkeiten der Faszienbehandlung:
1. Aktiv: Der Reiter initiiert seine Bewegung selbst.
2. Passiv: Es wird von außen ein Druck durch die eigenen Hände, durch einen Partner oder durch Geräte ausgeübt.

— Ziel der Faszienbehandlung ist das Zurückgewinnen der Integrität des Gewebes, damit u. a. die Schmerzwahrnehmung reduziert wird. Es geht um eine Anreicherung der Faszien mit Flüssigkeit, damit sie bei unterschiedlich hohen Belastungen gleitfähiger und stabiler werden. Es geht generell um einen rhythmischen Wechsel von Belastung und Entlastung, damit der sogenannte Prozess des „refill" ermöglicht wird.

— Intakte und elastische Faszien erzeugen eine optimale Körperhaltung und Verhindern eine schnelle Ermüdung der Statik der Rumpfmuskulatur. Reiter erholen sich durch die Verbesserung der Eigenschaften der Faszien schneller und können bessere Leistungen vollbringen. Durch intensive Einbeziehung der Faszien in das Training reduziert der Reiter seine Verletzungsanfälligkeit.

ZIELSETZUNG

Flexibilität bei gleichzeitiger Stabilität, Leichtigkeit von Körperteilen, Bewegungsfreiheit der Gelenke und Geschmeidigkeit in den stimulierten Körperbereichen

- Diese Ziele können erreicht werden, weil das Bindegewebe bei jüngeren Reitern eine hohe Anpassungsfähigkeit besitzt. Bei älteren Menschen reduzieren sich diese Fähigkeiten, weil die wellenartige Struktur mit scherengitterartiger Faseranordnung verloren geht. Es findet bei geringem Faszientraining und aufgrund des Älterwerdens eine Degeneration zu filzähnlichem, unelastischem Gewebe statt.
- Bei adäquaten Reizen der Faszien kann eine Kollagen-Neusynthese entstehen, die wieder elastisches Gewebe bilden kann (Lukas 2012). Dabei wird die Speicherfähigkeit von Kräften und Dynamik (sogenannter Katapulteffekt) des Gewebes erhöht. Mit Katapulteffekt ist Folgendes gemeint: Kängurus und Gazellen sind imstande, weiter zu springen, als es ihre Muskelkraft der Beine ermöglichen würde. Sie sind fähig, die Sehnen und Faszien wie Gummibänder vorzuspannen, wodurch Energie gespeichert wird. Durch das Herauslassen dieser kinetischen Energie werden höhere Leistungen möglich. Die Faszienstruktur des Reiters ist zu diesen Leistungen ähnlich in der Lage (Thömmes 2013), wird aber zu wenig genutzt, weil die Prozesse nicht bekannt genug sind.
- Beim „Training“ sollen Bewegungen sanft, geschmeidig, ruhig und kontrolliert vollzogen werden. Es kann dabei der Vergleich zur Katze hergestellt werden. Generell sollen Bewegungsabläufe rechtzeitig gebremst und dadurch die Gegenbewegung eingeleitet werden.
- Das Dehnen sollte vorrangig langsam dynamisch erfolgen, weil das bisher beliebte statische zwar den Muskel kurzfristig verlängert, aber nicht die Faszien/Sehnen. Über das langsam dynamische Dehnen werden gemäß Myers (2010) ganze Ketten (anatomic trains) angesprochen, wobei die Richtungen der Dehnbewegungen und die Winkel variiert werden müssen, um die unterschiedlichen Faszienbereiche anzuregen und großräumige Vernetzungen zu stimulieren.

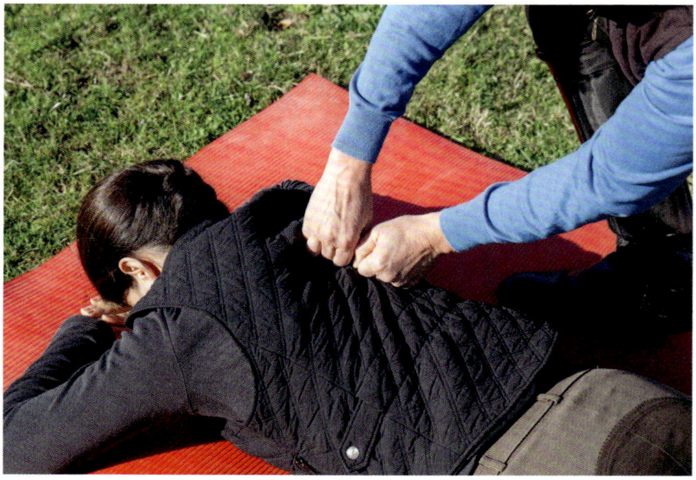

Massage an der Wirbelsäule

FASZIEN-ÜBUNGEN FÜR DIE RUFFINI-REZEPTOREN

Ruffini-Rezeptoren liegen in allen faszialen Gewebestrukturen, in den äußeren Kapselschichten und in den Sehnenplatten. Sie gehören zu der ruhigen Mechanorezeptorengruppe und reagieren auf langsame Bewegungen von außen.

In der Lumbalfaszie (Lendenfaszie – Lumbodorsalfaszie) befindet sich eine große Dichte von Ruffini-Rezeptoren. Sie reagieren auf Wechsel und anhaltenden Druck, wobei diese Stimuli großflächig und mit diagonalen Scherkräften koordiniert werden sollen. Diese Bewegungen führen zu wohltuenden Entspannungsvorgängen. Es geht um massageähnliche Bewegungen mit den Händen entlang der Wirbelsäule und diagonal von der Wirbelsäule wegführend, wobei so viele wie mögliche Muskelbereiche einbezogen werden sollen. Man kann dabei auch Blackrolls (Seite 48) einsetzen, die vor allen Dingen die freien Nervenendigungen stimulieren.

ÜBUNG: MASSAGETECHNIKEN

Bauchlage, Hände übereinanderliegend, Stirn auf den Handrücken. Es werden von einem Partner mit den Handballen oder Fingerknöcheln die Muskeln neben der Wirbelsäule diagonal nach außen massiert. Weitere Übungen können aus dem Programm mit der Blackroll (Seite 48) entnommen werden (Slomka 2014).

FASZIEN-ÜBUNGEN AN FREIEN NERVENENDIGUNGEN

Freie Nervenendigungen sind die größte und sehr variabel reagierende Rezeptorengruppe, die aber am wenigsten bekannt ist. Sie befinden sich annähernd überall, selbst in den Knochen.

Die Hälfte der Nerven besitzt einen hohen Schwellenwert, die andere Hälfte reagiert auf schwächere Reize. Wenn sie stark gereizt werden, intensiviert sich die Durchblutung und die Flüssigkeitsanreicherung erhöht sich ebenfalls. Es können auch Blackroll-Übungen eingesetzt werden (siehe Seite 48).

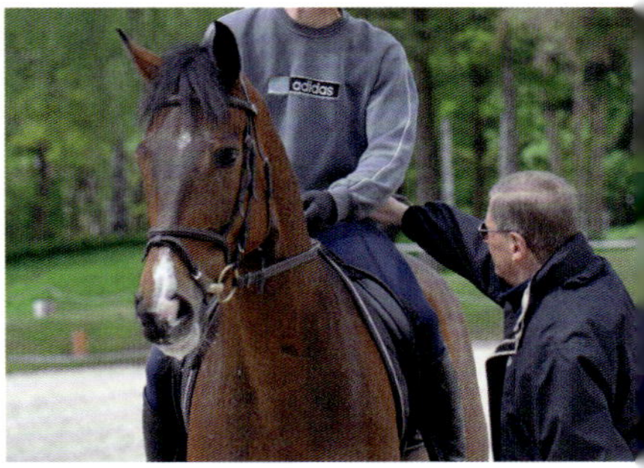

Druck an der Hüfte kann anfangs sehr schmerzhaft sein.

ÜBUNG: DRUCK AN HÜFTE UND OBERSCHENKELN

Druckähnliche Stimulierungen können mit den Händen z. B. um die Hüftgelenke herum vorgenommen werden. Es können auch Zupfbewegungen auf den Unterschenkel- und Oberschenkelmuskeln vollzogen werden.

Es geht um die Einbeziehung aller Muskelbereiche des Beines. Zusätzlich stimulieren Übungen mit der Blackroll (Seite 48) die freien Nervenendigungen an den Beinen.

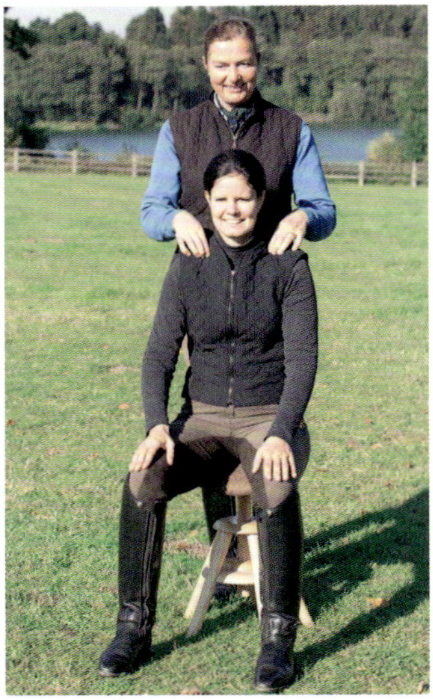

Stimulierung von außen

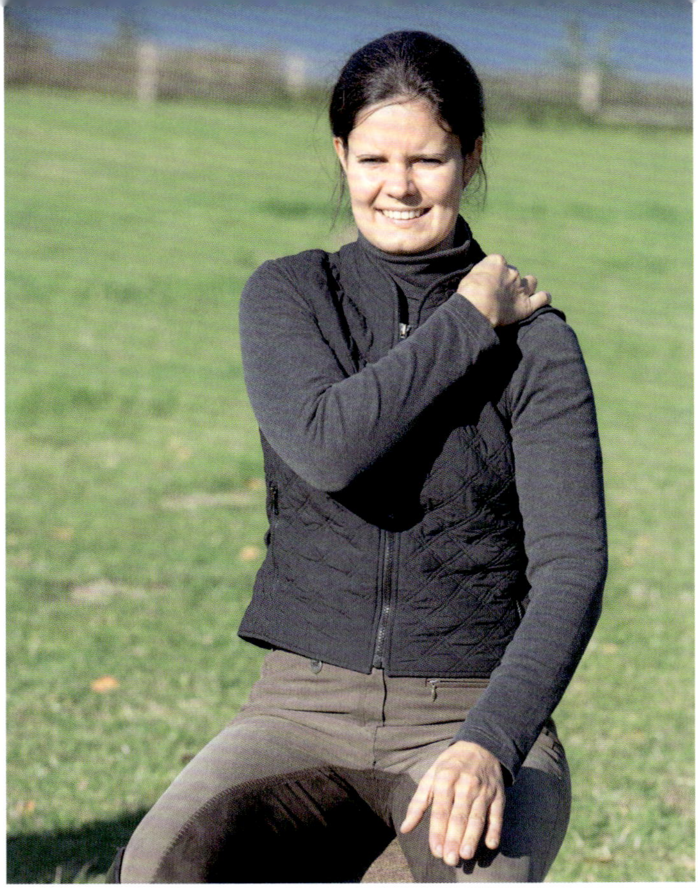

Selbstbehandlung der Schulterheber mit einer Hand

FASZIEN-ÜBUNGEN FÜR DIE GOLGI-REZEPTOREN

Die folgenden Übungen können zu Beginn unangenehm sein, weil die Spannungen in den Golgi-Rezeptoren sehr hoch sein können. Tägliches Durchführen reduziert die Spannungen in kürzester Zeit und erhält den positiven Effekt.

ÜBUNG: SCHULTERHEBER/BRUSTMUSKELN

Zupfen des Schulterhebers/der Brustmuskeln mithilfe des Daumens gegen den Zeigefinder/Mittelfinger. Die Berührungen können auch durch einen Partner vorgenommen werden.

ÜBUNG: BIZEPS/TRIZEPS

Eine hohe oder heruntergedrückte Hand kann durch Stimulierung von Bizeps (Oberarmbeuger) und Trizeps (Oberarmstrecker) verändert werden. Meistens ist die Spannung des Bizeps höher als die des Trizeps. Durch Zupfen mit Daumen und Zeigefinger/Mittelfinger beider Muskel-Sehnen-Stränge können Spannungsdifferenzen ausgeglichen werden, sodass mittelfristig getragene Hände erzielt werden können.

ÜBUNG: SEITLICHE RUMPFMUSKULATUR/ VIERECKIGER LENDENMUSKEL

Diese Muskeln befinden sich zwischen Hüften und Rippenansätzen und stabilisieren den Rumpf seitlich, damit u. a. kein Hüftknick beim Reiten auf gebogenen Linien entsteht. Diese Muskelstränge haben oft unterschiedliche Spannungen und können mit Stimulierungen ausgeglichen werden. Man fasst mit Daumen und Zeigefinger/Mittelfinger den Muskelstrang an und lässt ihn über die Finger abrollen bzw. zupft ihn vorsichtig.

ÜBUNG: MUSKELSTRÄNGE DES UNTERARMES

Alle Muskel-Sehnen-Stränge des Unterarmes können mit kleinen zupfenden Bewegungen vom Handgelenk bis zur Ellenbogen stimuliert werden, um auch in diesem Bereich die Spannungen vom Beuger und Strecker auszugleichen.

ZÜGELFÜHRUNG

Durch die Faszien-Stimulierung an den Ober- und Unterarmen kann die Zügelführung weicher und konstanter gestaltet werden.

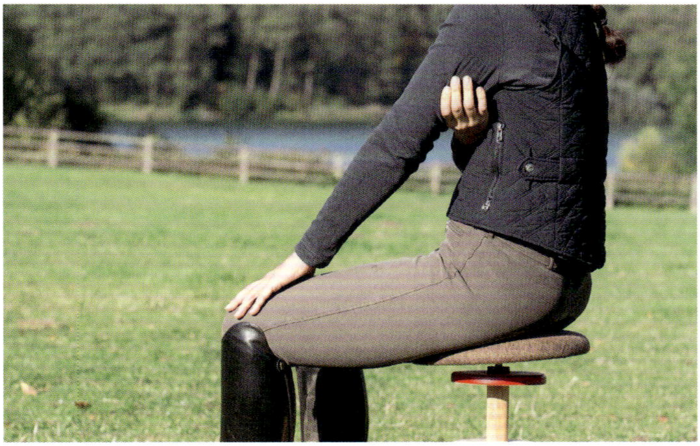

Zupfen der Muskelstränge des Trizeps (Oberarmstrecker) …

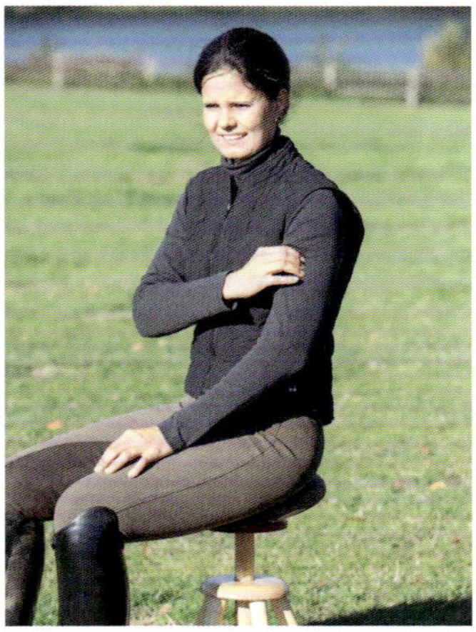

… und des Beugers (Bizeps).

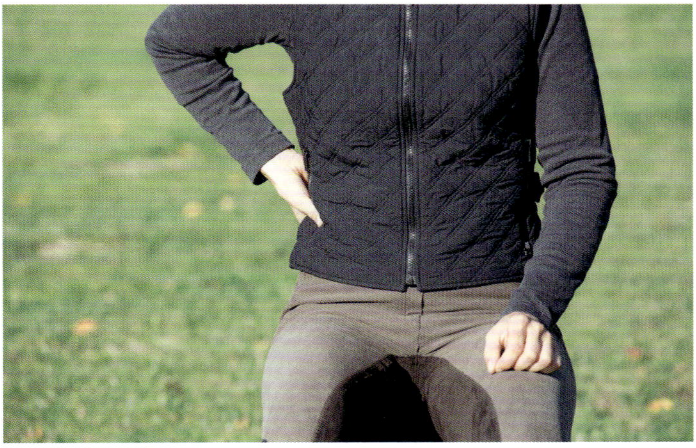

Stimulierung der seitlichen Rumpfmuskulatur

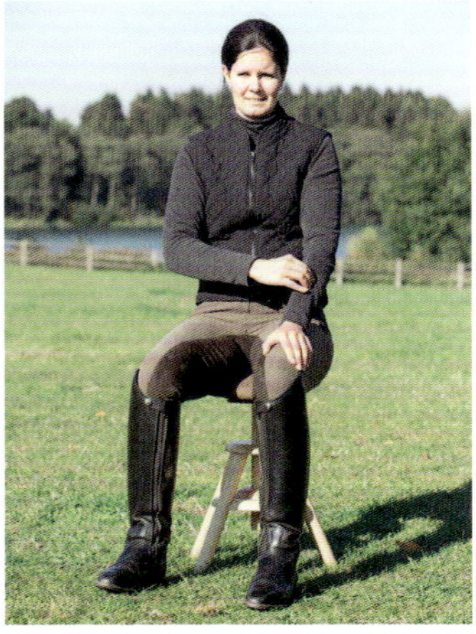

Entspannung des Unterarms

FASZIEN-ÜBUNGEN FÜR DIE PACINI-REZEPTOREN

Pacini-Rezeptoren befinden sich an den Muskel-Sehnen-Übergängen, den tiefen Gelenkkapseln, in den Bändern der Wirbelsäule und den Muskelfaszien. Sie reagieren auf schnelle Druckwechsel, auf Vibrationen, auf schaukelnde und schnelle ruckartige Bewegungen von außen. Um diese Rezeptoren sensibel zu erhalten, benötigen sie vielfältige Bewegungsanregungen, also häufige Variationen von Bewegungen. Man kann sie durch Schüttelbewegungen von Körperteilen (z. B. Armen, Beinen) oder Schwingungen von Gelenken oder Muskelpartien mit den Händen stimulieren.

ÜBUNG: VIELFÄLTIGE BEWEGUNGEN DES KNIES

Rückenlage mit einem gestreckten und einem gebeugten Bein. Ein zweiter Reiter fasst mit beiden Händen auf das Knie und bewegt es weich und gradlinig/kreisend in unterschiedliche Richtungen und in unterschiedliche Weiten der Bewegung. Auch kleine Schüttelbewegungen können vollzogen werden.

ÜBUNG: SCHÜTTELBEWEGUNGEN AM BEIN

Bauchlage, ein Bein ist gebeugt, das andere gestreckt. Ein zweiter Reiter umfasst den Knöchel des gebeugten Beines, hebt es leicht vom Boden an und vollzieht leichte schwingende Bewegungen mit dem Bein aus dem Hüftgelenk heraus. Der am Boden liegende Reiter muss allerdings das gebeugte Bein völlig entspannen, damit es entsprechend mit Leichtigkeit geschwungen/geschüttelt werden kann.

ÜBUNG: SCHÜTTELBEWEGUNGEN AM ARM

Rückenlage, ein Arm liegt am Oberkörper entlang am Boden, der andere Arm ist im Ellenbogen gebeugt und ein zweiter Reiter fasst die Hand an. Arm und Hand des liegenden Reiters sind total entspannt und werden am Handgelenk vom Partner umfasst. Es werden kleine schwingende/schüttelnde Bewegungen aus dem Schultergelenk heraus vollzogen.

ÜBUNG: SCHWINGEN DER SCHULTER UND HÜFTGELENKE

Seitenlage am Boden, der obere Arm liegt am Körper entlang, Oberschenkel und Oberkörper bilden einen rechten Winkel. Ein zweiter Reiter fasst mit beiden Händen auf das Schultergelenk und schwingt es in alle Richtungen. Dasselbe wird mit dem Hüftgelenk vollzogen.

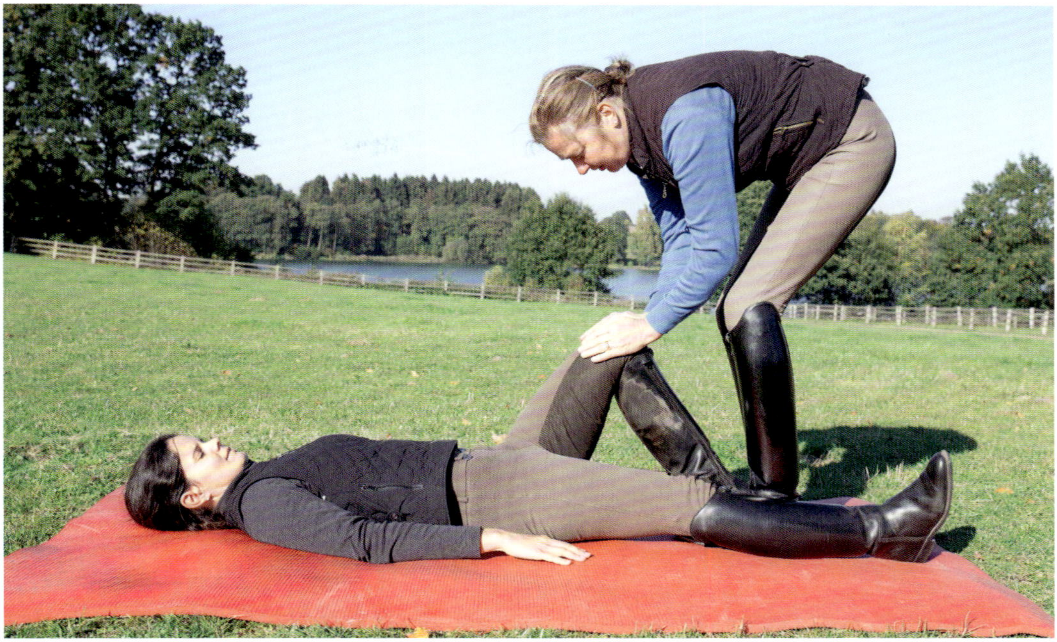

Vielfältige Bewegungen des Knies

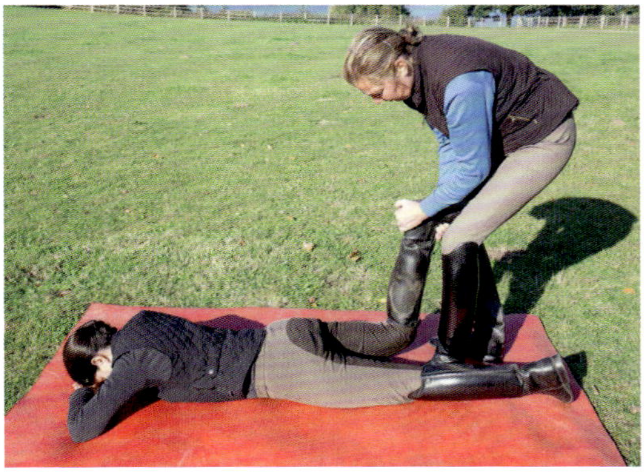

Schüttelbewegungen am Bein

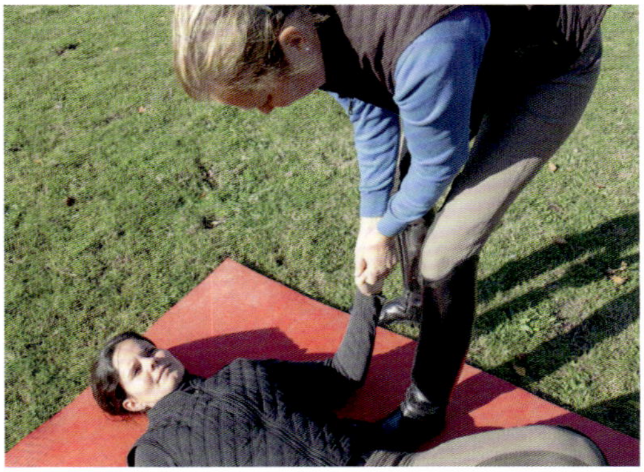

Schüttelbewegungen am Arm

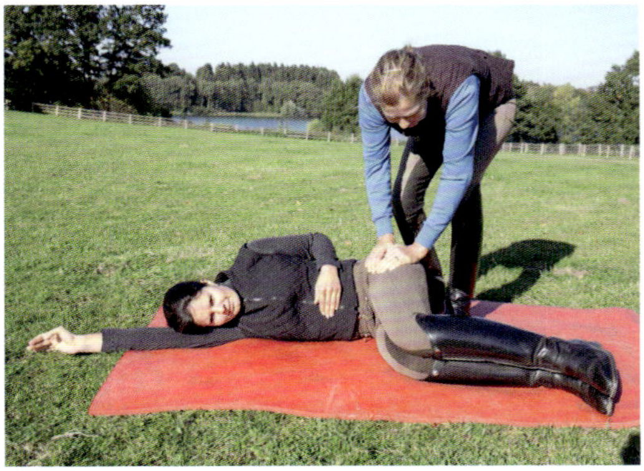

Schwingen der Hüftgelenke

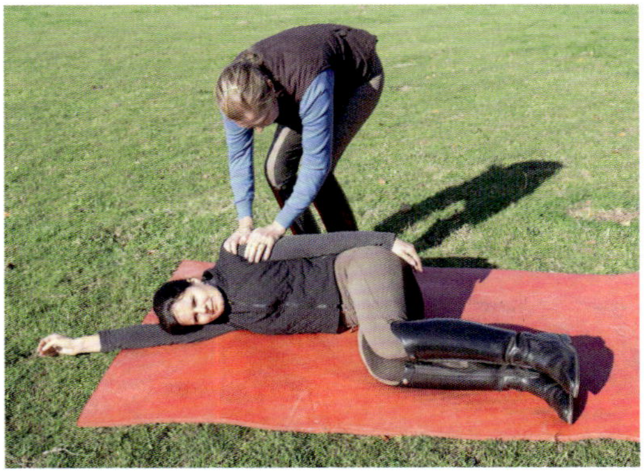

Schwingen der Schulter

Fasziendehnen

Beim Fasziendehnen geht es um muskel- und vor allem gelenkübergreifende, von einem Körperende zum anderen ziehende, Dehnstrukturen.

Das statische Dehnen ist durch eine Haltephase gekennzeichnet, die in etwa zehn bis fünfzehn Sekunden bis mehr als zwei Minuten in einer Dehnendposition gehalten werden kann. Diese Art des Dehnens hatte vor Jahren das schlagartige, schwungvolle, stark wippende Dehnen abgelöst, das man als kontraproduktiv erkannt hatte. Mittlerweise ist wissenschaftlich bekannt, dass vor allem die Kontinuität und Intensität des Dehnens über die Effekte entscheidet, mehr als die Dauer. Dehnerfolge sind bis zu fünfundvierzig Sekunden nachweisbar. Über diesen Zeitraum hinaus flacht die Kurve wieder ab. Es verschlechtert sich das Verhältnis von Effektivität und Zeit. Zwei Minuten nach dem Ende des Dehnens schwächt die Dehnwirkung ab und ist nach zwei Stunden auf das Ausgangsniveau herabgesunken. Die Bewegungsabfolge ist ein in die Dehnspannung hinein gleitendes weiches fühlendes Dehnen mit kontinuierlicher Ausdehnung der Endposition.

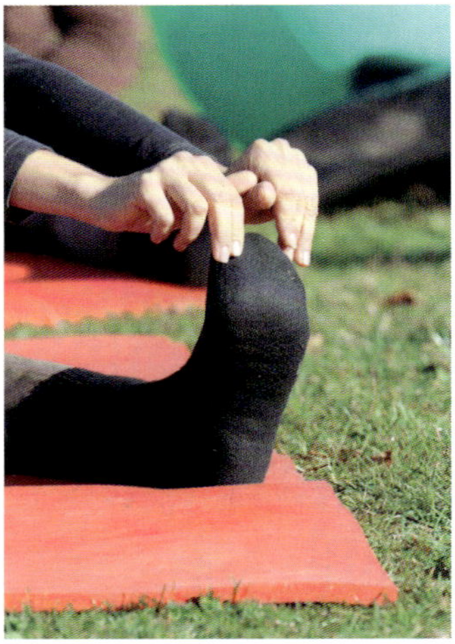

Die Dehnspannung halten und …

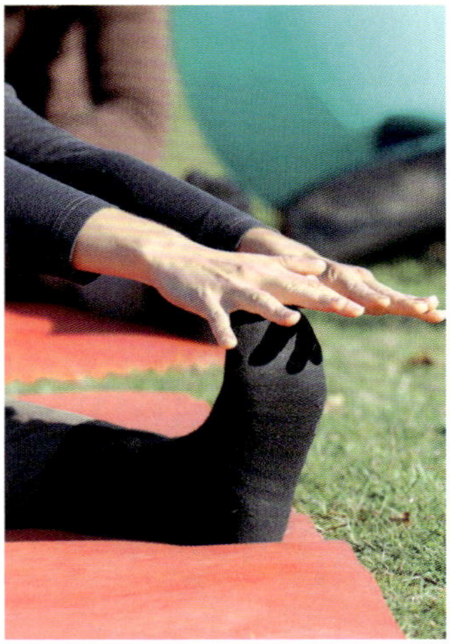

… weiches Federn in die Endposition.

DYNAMISCHE DEHNTECHNIKEN

Es gibt unterschiedliche dynamische Dehntechniken. Sie wurden in den 1980er- und 1990er-Jahren abgelöst, weil man ihnen eine Verletzungsgefahr unterstellt hatte. Heute ist das langsam dynamische Dehnen wieder voll akzeptiert (u. a. Klee 2013; Slomka 2014).
Es soll hier das langsam dynamische Dehnen bis zur Endspannung mit mehrmaligen Wiederholungen (nicht unter fünf Mal – siehe Sehlig-Hagn 2009) als relevant für jeden Reiter (auch den ungeübten) angeboten werden. Man kann auch eine Variation vorschlagen, indem der Reiter, wenn er langsam dynamisch dehnend die Endposition erreicht hat, innerhalb dieser mit kleinen Bewegungen (intermittierend) achtsam „federt" (bzw. weich wippt).

DAS „VERÄNDERTE" DEHNKONZEPT

Das sogenannte „klassische Dehnen" bezieht sich auf Muskel und Sehnen. Man orientierte sich daran, wo der Muskel herkommt (Muskelursprung), wo er hinzieht (Muskelansatz), um das Ziel zu verfolgen, Ursprung und Ansatz voneinander zu entfernen. Heute ist wissenschaftlich bekannt, dass es nicht nur um den Muskel und die bindegewebigen Anteile (Sehne) geht, sondern um ein Netzwerk, das den gesamten Körper durchzieht.

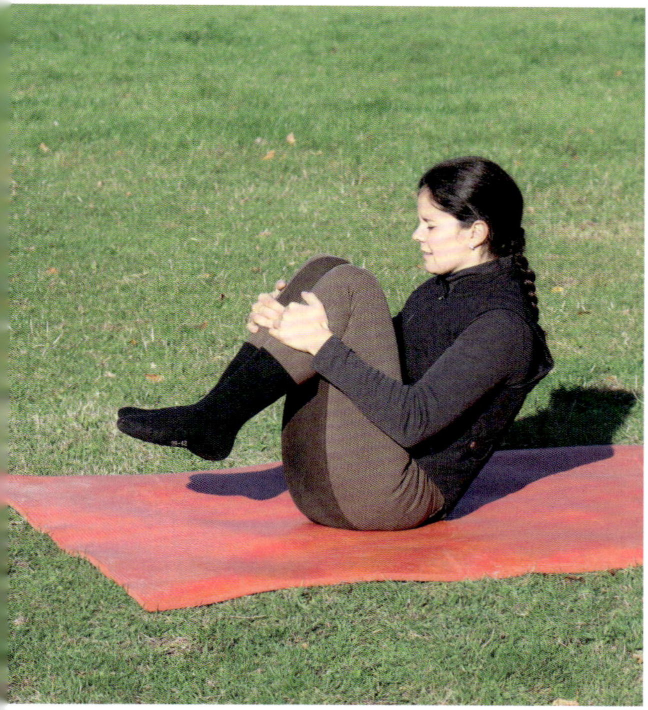

Möglichst vielfältige Bewegungen helfen dabei …

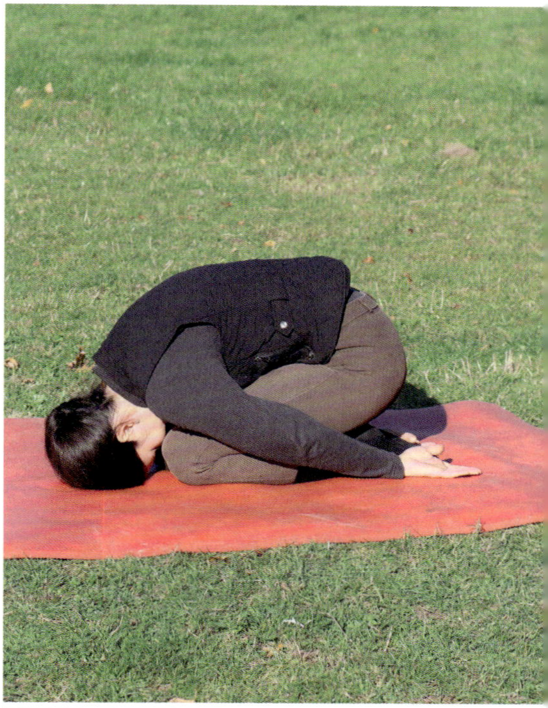

… viele Faszienteile miteinzubeziehen.

Das Fasziendehnen versucht, möglich lange myofasziale Ketten (Zuglinien, Seite 22) zu integrieren. Myers entdeckte diese bindegewebigen Zuglinien und setze sie Dehnbelastungen von einem Glied der Kette zum nächsten aus, ohne dass es Unterbrechungen gab. Muskeln entfalten ihre Zuglinien nicht nur von einem Knochenansatz zum nächsten, sondern sie sind integraler Bestandteil eines durch Faszien verbundenem Spannungssystem.
Wenn ein Muskel in seiner Funktion gedehnt werden soll, müssen so viel wie möglich der umliegenden und verbindenden Faszien mit einbezogen werden. Wichtig ist dabei, Dehnungen in so viel wie möglich Bewegungsrichtungen der myofaszialen Vernetzung zu vollziehen.
Die größte Wirkung wird erzielt, wenn der Reiter langsam bis an das natürliche Faszienende dehnt. Nach kurzem Halten dieser Endposition oder einem mehrmaligen kleinen weichen „Federn (intermittierendes Dehnen) wird die Bewegung wieder in die Ausgangsposition zurückgeführt, um danach wieder in einem anderen Bewegungswinkel vollzogen zu werden.
Es sollen so viel unterschiedliche Bewegungswinkel wie möglich gewählt werden, um immer wieder andere Faszienanteile einzubeziehen. Der Reiter erweitert seine Dehnweite durch diese Bewegungsvarianten, weil sich die Widerstände des Fasziensystems reduzieren und mehr Geschmeidigkeit zu spüren ist. Diese Art des Dehnens sollte das „klassische Dehnen" ergänzen (Meyners 2015; Slomka 2014; Thömmes 2013).

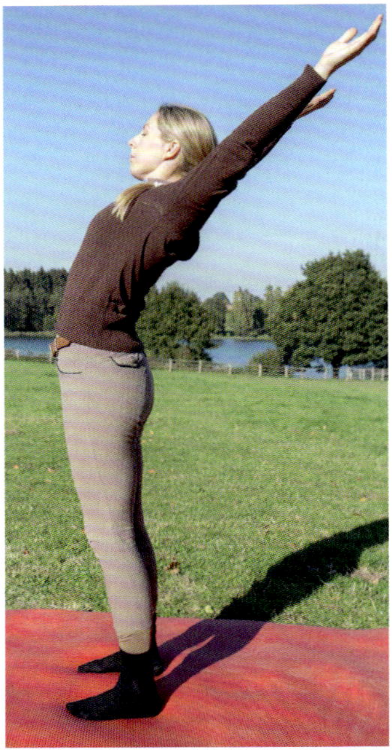

Übung 1

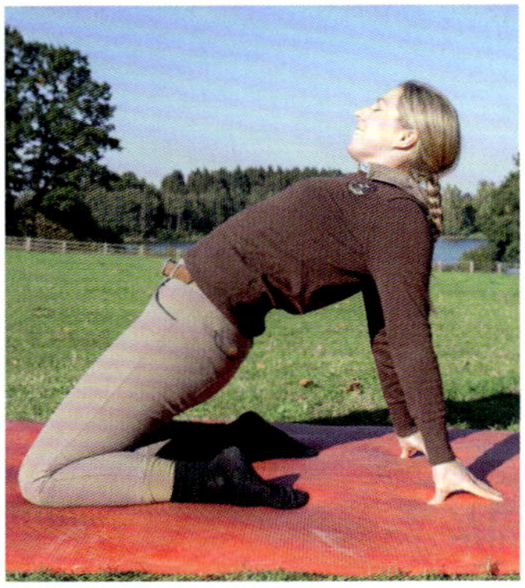

Übung 2

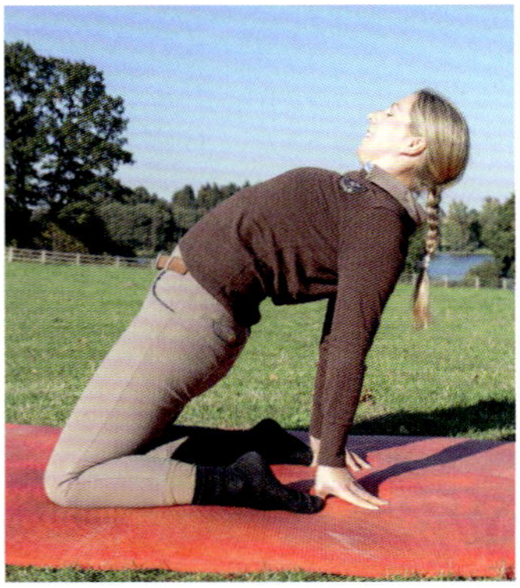

Übung 2

OBERFLÄCHLICHE FRONTALLINIE

Übung 1: Aufrechter Stand, Arme werden in v-Position gehalten und hinter den gestreckten Körper nach oben geführt, sodass eine leichte Hohlkreuzposition entsteht.

Übung 2: Aufrechter Fersensitz, Hände werden hinter den Füßen platziert, Hüfte nach vorne bringen, sodass sich der Rumpf nach hinten dehnt. Gesäßmuskeln anspannen, um das Becken leichter zur Streckung zu bringen. Halswirbelsäule ist direkte Verlängerung der Brustwirbelsäule (Kopf nicht in den Nacken nehmen).
Variation: Hände zunächst von den Füßen leicht entfernt platzieren; dann den Füßen annähern, um die Spannung zu erhöhen.

Übung 3: Dieselbe Haltung wie bei Übung 2, einarmig vollziehen.

Übung 4: Rückenlage, Beine anstellen, das Becken mithilfe der Gesäßmuskeln nach oben bringen.
Variation: In der Endposition ein Bein strecken, sodass sich beide Oberschenkel auf einer Linie befinden.

Übung 5: Bauchlage, Hände beidseitig vom Oberkörper in Brusthöhe ablegen, Anheben des Brustbeines (des Oberkörpers) mithilfe der Rückenmuskeln, Bauchmuskeln anspannen, damit eine möglichst geringe Belastung in der Lendenwirbelsäule entsteht. Kopf nicht in den Nacken nehmen.

Übung 6: Gestreckte Rückenlage auf einem Sitzball, der Hinterkopf ruht auf dem Ball, die Arme werden hinter den Oberkörper geführt. Durch die unterschiedlichen Positionen der Arme entstehen unterschiedliche Dehnungsspannungen.

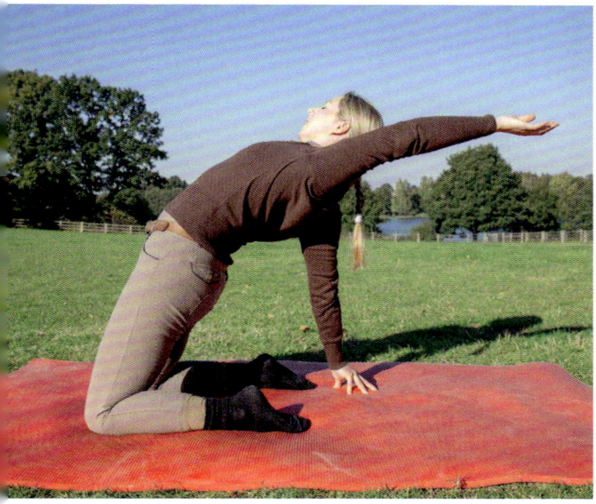

Übung 3

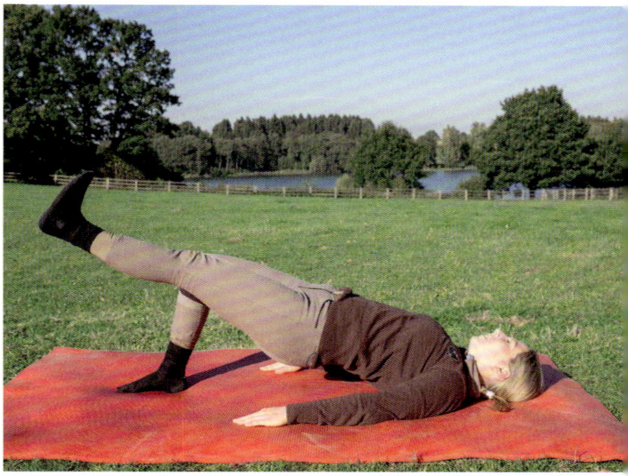

Übung 4

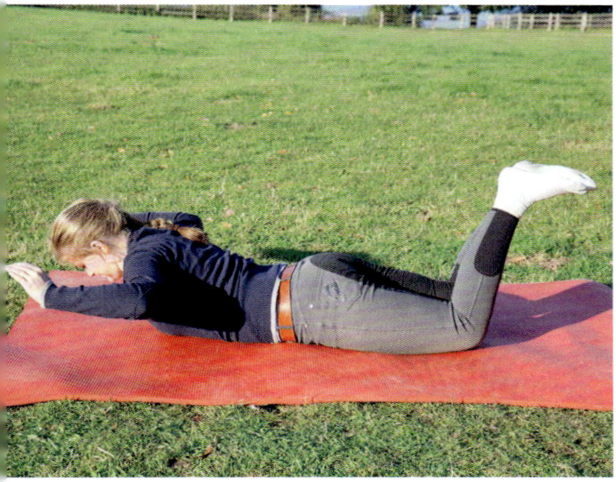

Übung 5

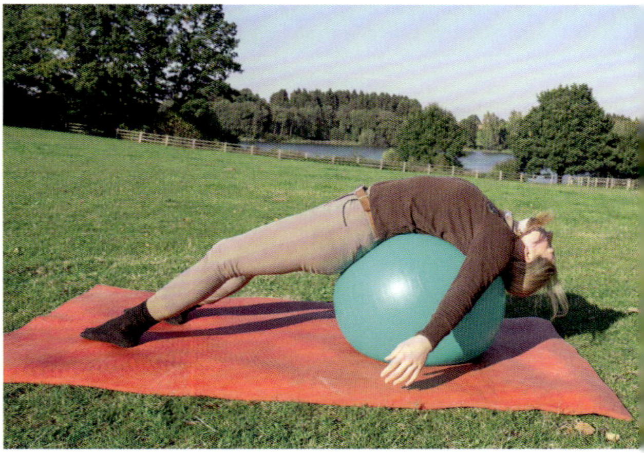

Übung 6

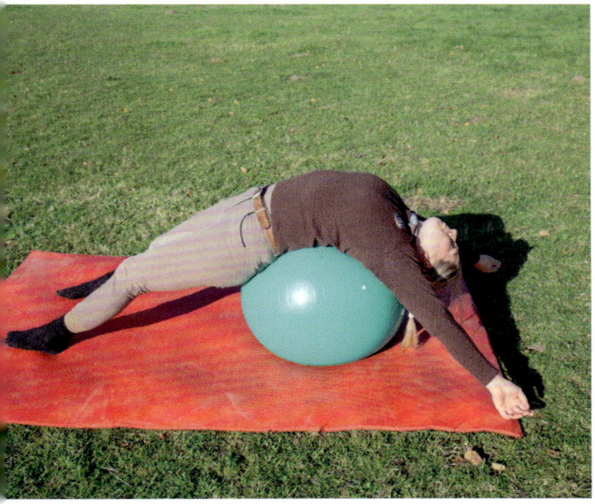

Übung 6

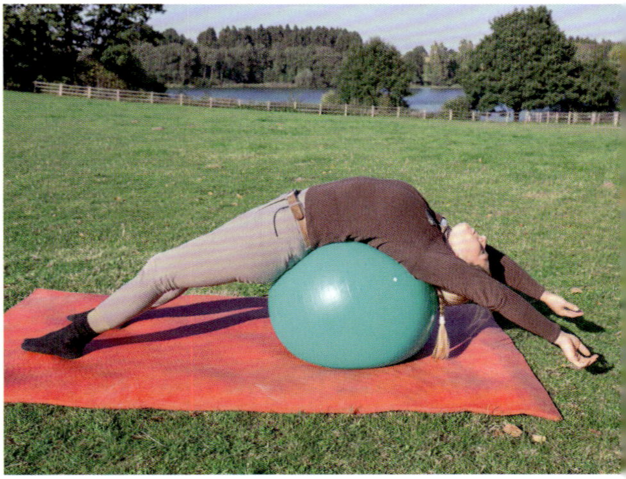

Übung 6

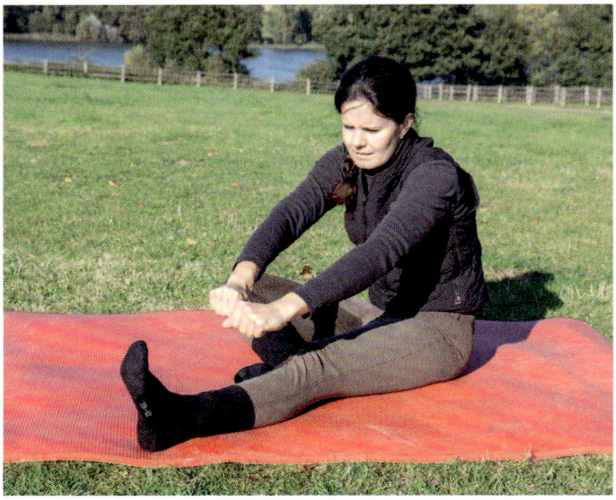

Übung 3: Dehnung mit den Armen parallel zum Bein und …

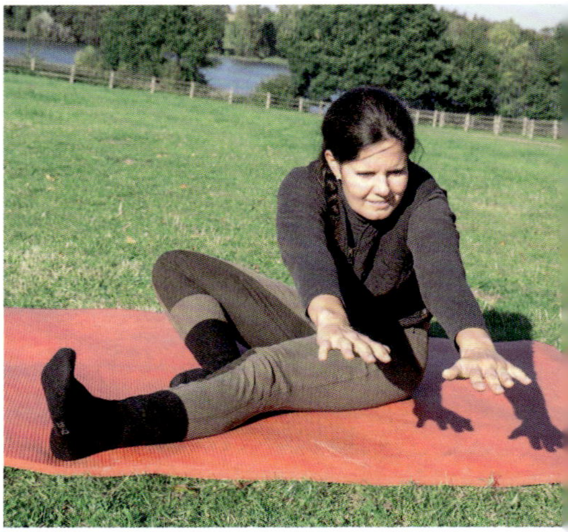

… dasselbe mit den Armen quer zum Bein.

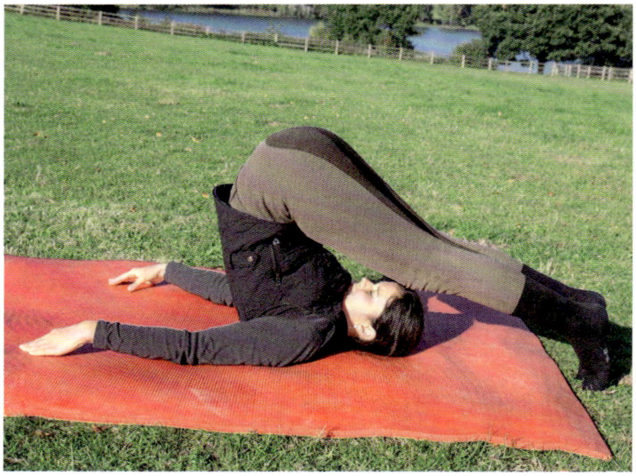

Übung 4: Rückenlage, Beine gestreckt nach hinten führen.

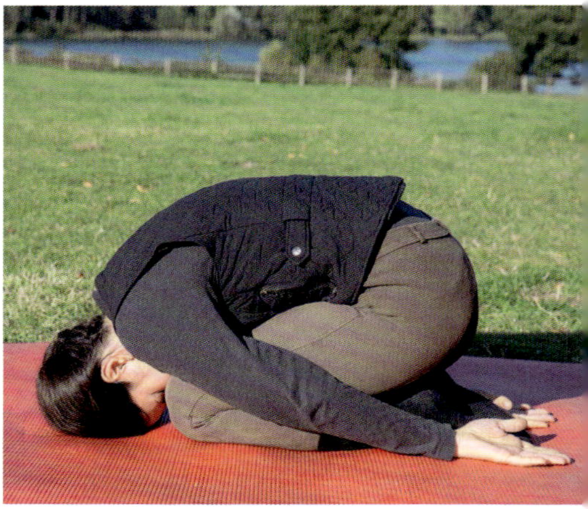

Übung 5: Zusammenkauern mit den Armen nach hinte

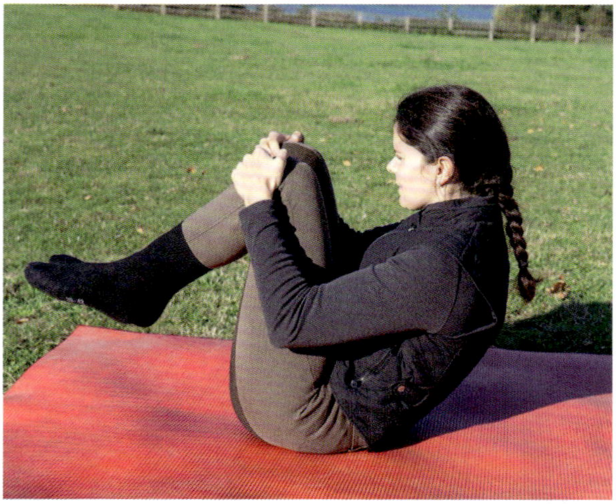

Übung 6: In Eiform über Lende, Rücken …

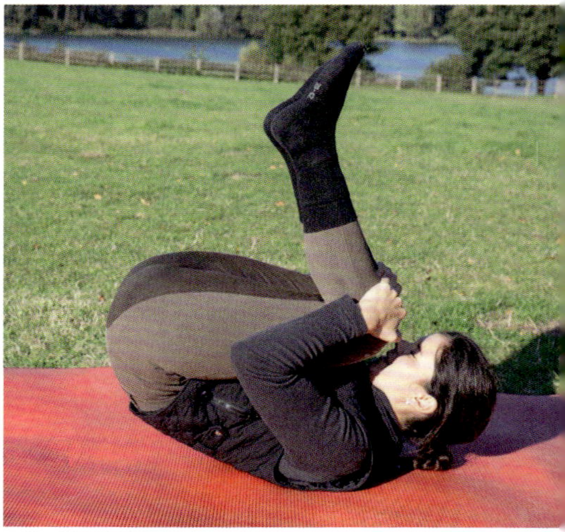

… und Schultern rollen.

OBERFLÄCHLICHE RÜCKENLINIE

Übung 1 (ohne Abbildung): Leicht breitbeinig stehen, Beine gestreckt, Hände umfassen die Knöchel, Stirn wird in Richtung der Beine gezogen.

Übung 2 (ohne Abbildung): Dieselbe Haltung, in der Dehnung wird der Oberkörper in unterschiedliche Positionen gedreht.

Übung 3: Langsitz am Boden, ein Bein gestreckt, das andere gebeugt und das Knie seitlich am Boden liegend. Dehnungen nach vorne mit unterschiedlichen Winkeln vollziehen.

Übung 4: In Rückenlage auf den Boden legen. Die Beine werden gestreckt hinter den Körper geführt, sodass man auf den Schultern ruht. Den Berührungsort der Fußspitzen leicht variieren (mehr oder weniger vom Kopf entfernen).

Übung 5: Auf dem Boden zusammenkauern, indem der Oberkörper auf den Beinen am Boden ruht. Die Arme liegen an den Oberschenkeln entlang neben den Beinen am Boden.
Variation: Arme werden nach vorne gestreckt.

Übung 6: Rückenlage, Oberschenkel ruhen am Oberkörper, die Hände stabilisieren die Position der Oberschenkel am Oberkörper (Eiform). Diese Haltung bleibt auch beim Rollen über den Rücken erhalten.
Variation: Die Rollpositionen auf dem Rücken variieren – einmal mehr im Bereich der Lendenwirbelsäule, dann mehr im Bereich der Brustwirbel.

LATERALLINIEN

Übung 1: Stehen in leichter Seitgrätschstellung, Ganzkörperstreckung mit Armen parallel, Seitwärtsneigung über die Längsseite nach rechts und links, ohne mit dem Becken nach vorne oder hinten auszuweichen.
Variation: Ein Arm stützt seitlich am Oberkörper, der andere Arm wird über die Längsachse zur Seite des stützenden Armes geführt.

Übung 2 (ohne Abbildung): Beine werden gekreuzt, Arme werden wie bei Übung 1 über die Längsachse geführt.

Übung 3: Rückenlage auf dem Boden, Einnehmen der Lage eines „C" am Boden. Dabei dürfen sich die Schulter- und Beckenachse nicht vom Boden entfernen. Wenn die Endposition zur einen Seite erreicht ist, langsam in die andere Richtung wechseln.

Übung 4 (ohne Abbildung): Stehen seitlings zu einem Stuhl. Die dem Stuhl nahe Hand stützt sich auf der Lehne ab, der andere Arm wird über die Längsachse geführt.

Übung 5: Stehen seitlings zu einem Zaun oder an einer Wand, Füße stehen leicht geöffnet parallel ungefähr 75 cm vom Zaun entfernt. Der zum Zaun nahe Arm wird an der Wand abgestützt, der andere Arm wird über die Längsachse zum Zaun geführt.
Variation: Die Positionen der Füße werden variiert (50/25 cm). Dabei soll dann die Hüfte immer mehr vom Zaun weggeführt werden.

Übung 6 (ohne Abbildung): Gestreckte Seitenlage auf dem Boden und Stütz auf dem Unterarm. Die obere Hand fasst auf dem Kopf und zieht seitlich und zeitgleich den Kopf in Richtung des angehobenen oberen Beines. Die obere Seitenlinie bildet ein „C".

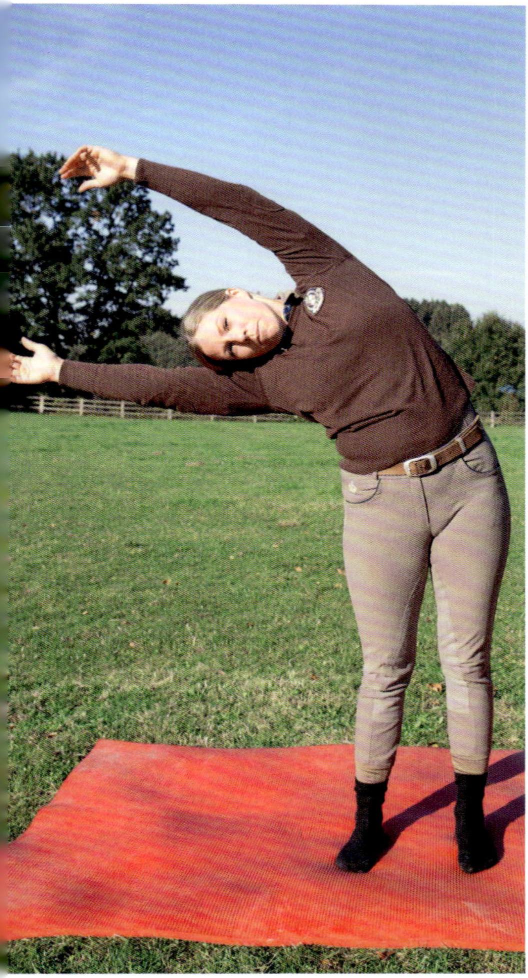

Übung 1: Die Arme zur Seite neigen.

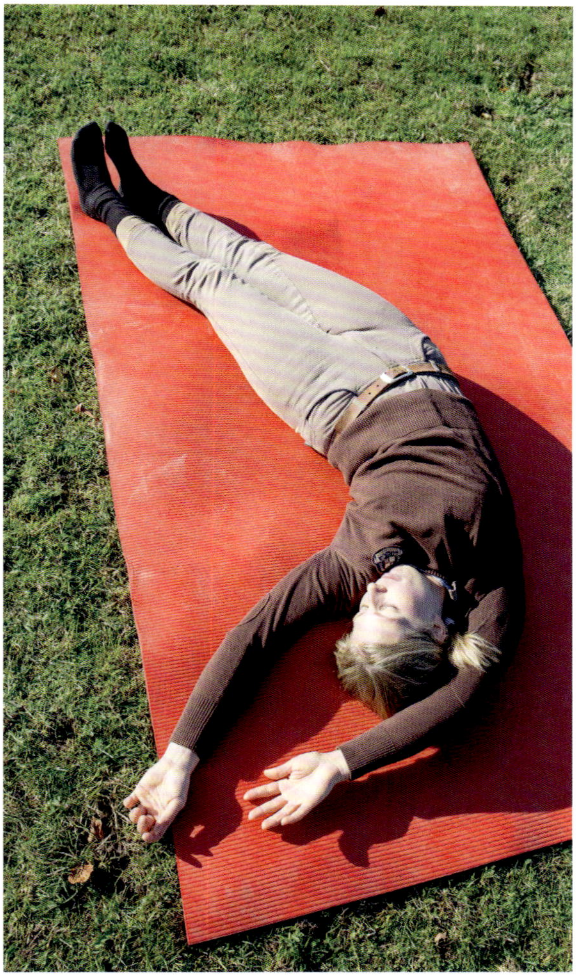

Übung 3: In Rückenlage ein „C“ bilden.

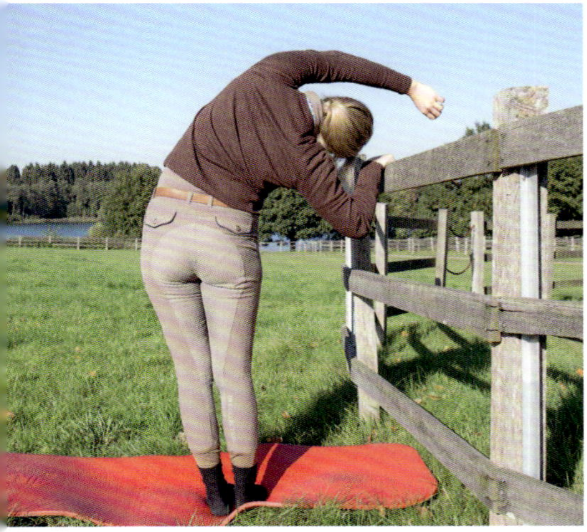

Übung 5: Dehnung mithilfe eines Zauns, …

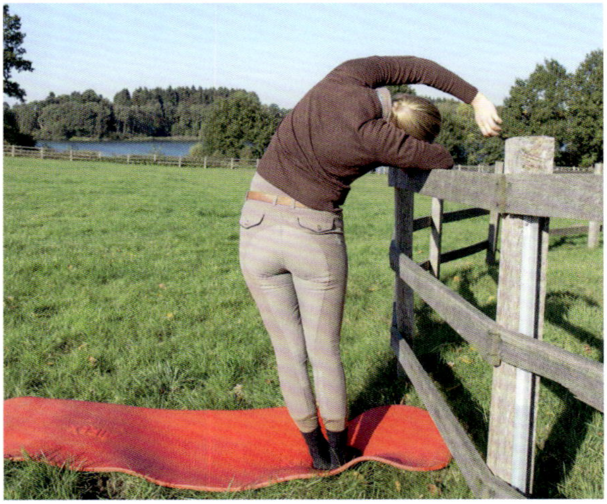

… die Füße kommen näher an den Zaun.

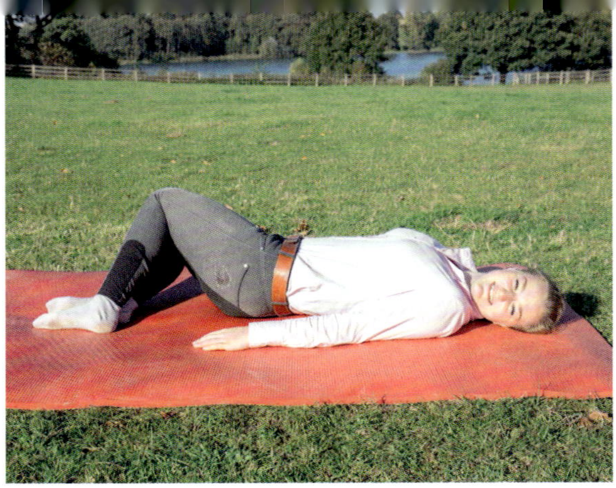

Übung 1: Diese Übung wird auch Verwringung genannt, …

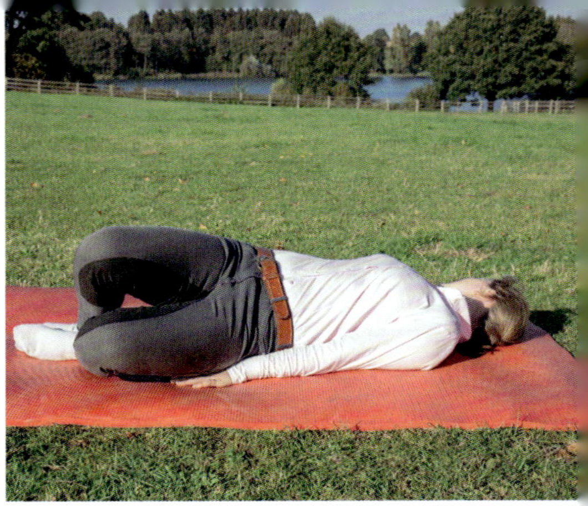

… Kopf und Knie bewegen sich entgegengesetzt.

SPIRALLINIEN

Übung 1: Rückenlage, Beine lang am Boden, Knie leicht beugen, sodass sich die Fersen jeweils 10 cm dem Gesäß nähern. Beide Knie parallel nach rechts und links in Richtung Boden bewegen, während sich der Kopf in die entgegengesetzte Richtung dreht. Nach mehreren Wiederholungen werden die Füße wieder 10 cm näher ans Gesäß herangeholt, bis die Fußsohlen nahe am Gesäß voll auf dem Boden stehen. Danach entfernen sich die Füße auf dieselbe Art, bis die Beine lang am Boden liegen.

Übung 2: Rückenlage, Beine anwinkeln, Hände werden gefaltet und Arme senkrecht zum Oberkörper gestreckt. Wenn der Kopf nach links dreht, werden die Arme in die entgegengesetzte Richtung zum Boden geführt. Die Bewegungen werden in beide Richtungen vollzogen.

Übung 3: Rückenlage, Beine anwinkeln, die linke Hand umfasst die rechte Schulter, die rechte die linke. Die Hände ziehen die Schultern

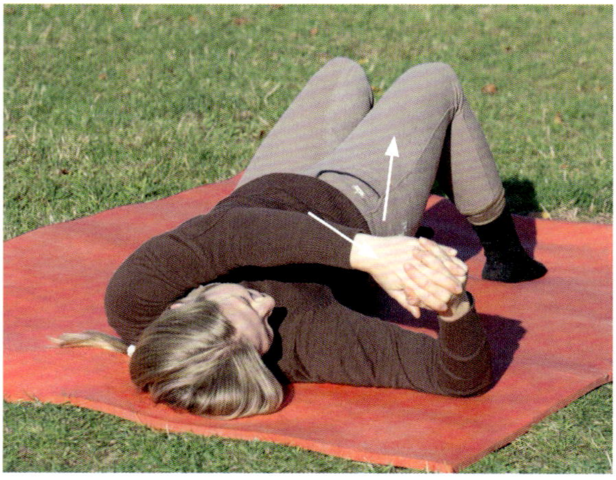

Übung 4: Arme entgegengesetzt zu den Hüften bewegen.

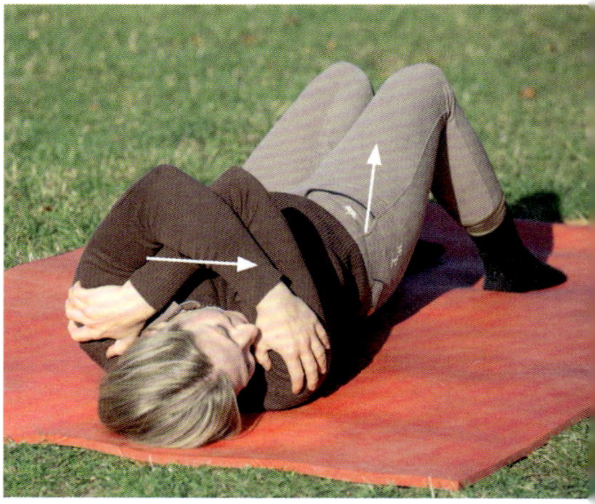

Übung 5: Schulter nach rechts, rechte Hüfte heben.

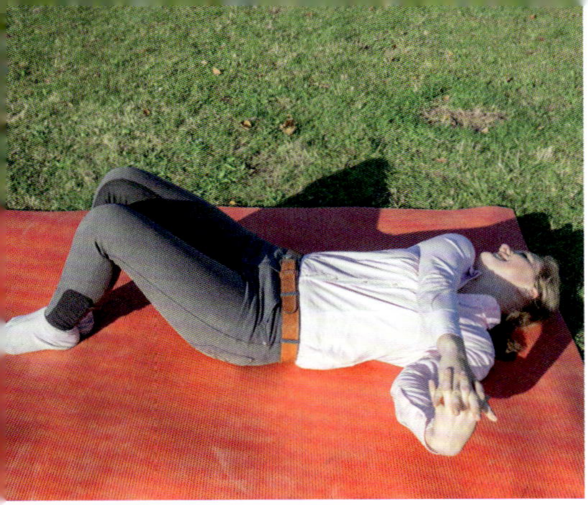

Übung 2: Arme nach rechts und links bewegen.

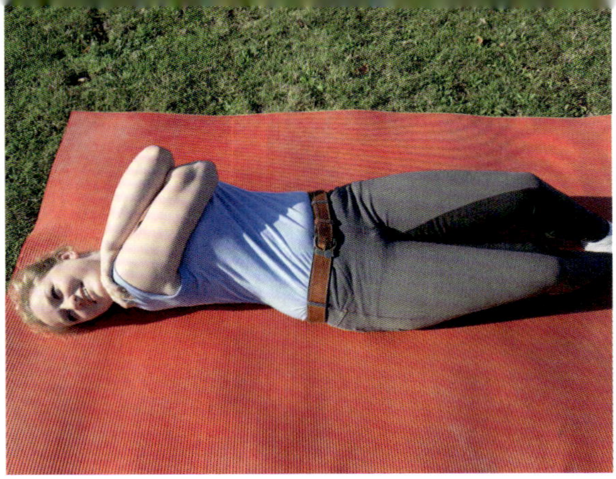

Übung 3: Schultern entgegengesetzt zum Kopf ziehen.

entgegengesetzt zu dem sich drehenden Kopf. Die Schultern dürfen selbst keine aktiven Bewegungen vollziehen.

Übung 4: Rückenlage, Beine anwinkeln, Hände falten und Arme senkrecht zum Oberkörper strecken. Während die Arme in Richtung Boden geführt werden, wird die rechte Hüfte angehoben (und umgekehrt).

Übung 5: Rückenlage, Beine anwinkeln, Hände umfassen die Schultern wie bei Übung 3. Die Schultern werden entgegengesetzt zu den angezogenen Hüften gezogen.

Übung 6: Rückenlage, Beine anstellen, Hände umfassen wie bei Übung 3 die Schultern. Die Knie werden nach rechts und links in Richtung Boden geführt, während die Arme die Schultern entgegengesetzt ziehen.
Variation: Dieselbe Übung mit veränderter Beinhaltung: Ein Knöchel liegt auf dem anderen Knie.

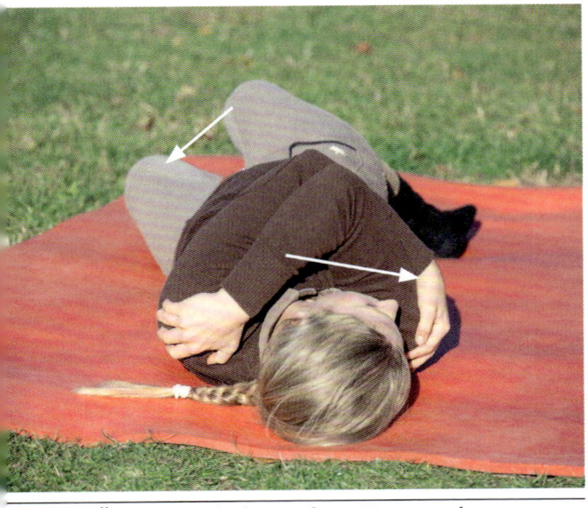

Übung 6: Schulter ziehen, Knien senken.

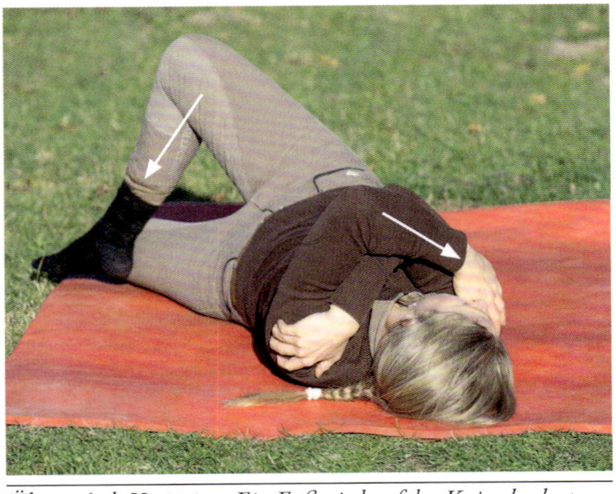

Übung 6 als Variation: Ein Fuß wird auf das Knie abgelegt.

Kräftigung

Das Ausgleichen von muskulären Ungleichgewichten ist wichtig, damit sich der Reiter ohne großen energetischen Aufwand im Sattel aufzurichten vermag.

Muskuläre Dysbalancen sind nicht nur durch Dehnen der zur Verkürzung neigenden Muskeln auszugleichen, sondern vor allem durch die Kräftigung der zur Abschwächung neigenden Muskeln. Deshalb sollen grundlegende kräftigende Übungen für die entsprechenden Leitlinien dargestellt werden, neben dem Fasziendehnen vor allem kräftigende Übungen, die Dysbalancen ausgleichen und die die Fähigkeit der Faszien zur Dehydration und Hydration anregen. Durch das Ausgleichen von muskulären Ungleichgewichten fällt es dem Reiter relativ leicht, sich natürlich ohne großen energetischen Aufwand im Sattel aufzurichten.
Es soll vor allem die langsam dynamische Arbeitsweise wie beim Dehnen gewählt werden, damit sichergestellt wird, dass beim Vollzug der Übungen die Atmung kontinuierlich fließen kann und keine Pressatmung entsteht. Der Reiter darf bei Muskelanspannungen seinen Atem nicht anhalten, weil dann das Blut kurzzeitig im venösen System gestaut wird. Werden die Bewegungsabfolgen langsam dynamisch vollzogen, kann der Reiter normalerweise relativ problemlos weiteratmen. Die Wiederholungszahlen sollen zwischen acht- bis zwölfmal betragen.

OBERFLÄCHLICHE FRONTALLINIE

Die Orientierung bei den kräftigenden Übungen hat sich an den myofaszialen Leitbahnen zu orientieren. Die oberflächliche Frontallinie verläuft von den Zehen zum Becken und vom Becken bis zum Kopf. Auf dieser Linie liegen eher schnell reagierende Anteile (Seite 22).

Übung 1: Bauchlage, Stütz auf den Unterarmen, Beine sind gestreckt, Becken nach oben führen und wieder senken.

Übung 2: Dasselbe mit Anheben jeweils eines Beines, wenn Ganzkörperstreckung erfolgt ist, Senken und dasselbe mit dem anderen Bein vollziehen.

Übung 3: Bauchlage, Arme beugen und Hände übereinander, Kopf stützt auf den Händen, Anheben des Beckens.

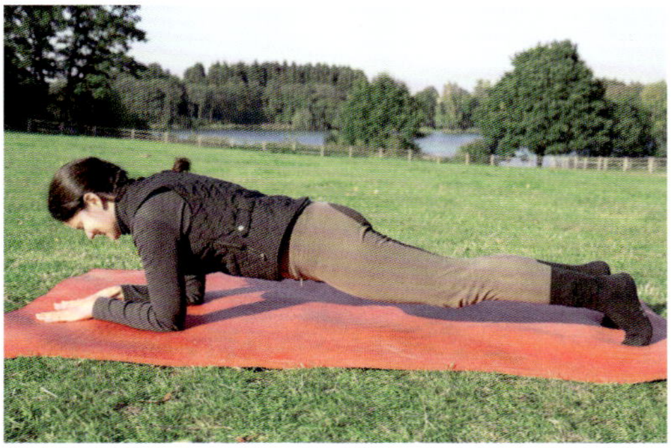
Übung 1

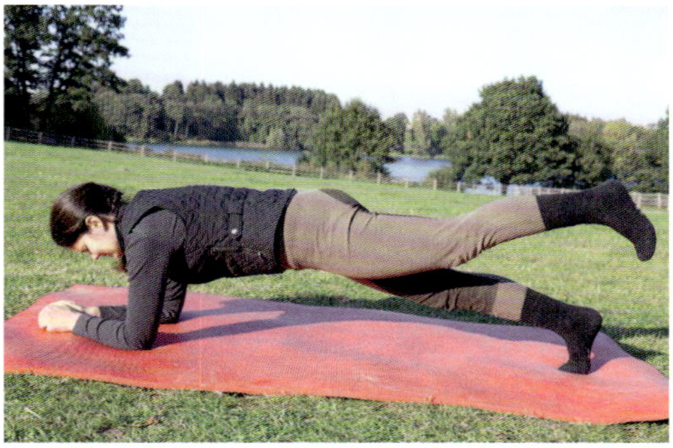
Übung 2

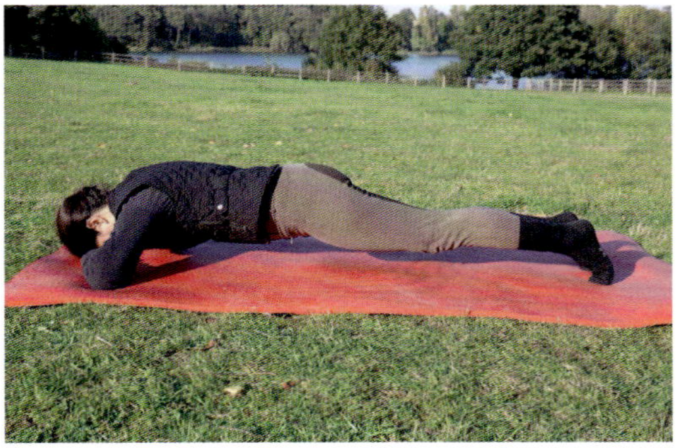
Übung 3

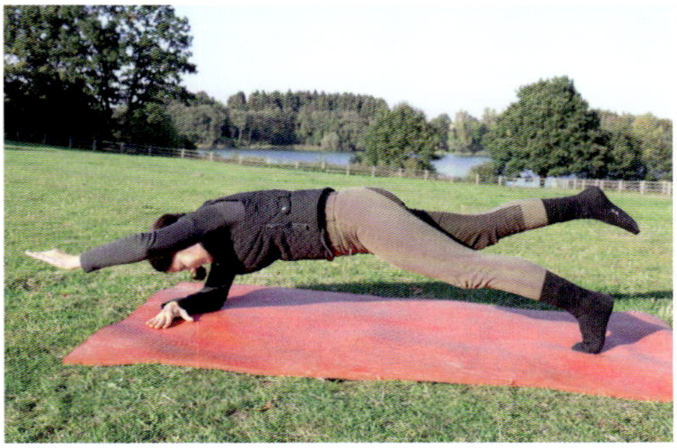
Übung 5

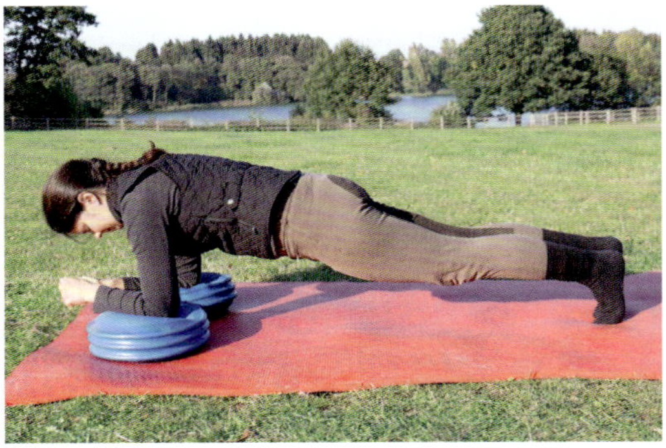
Übung 6: Variationen mit Koordinationskissen …

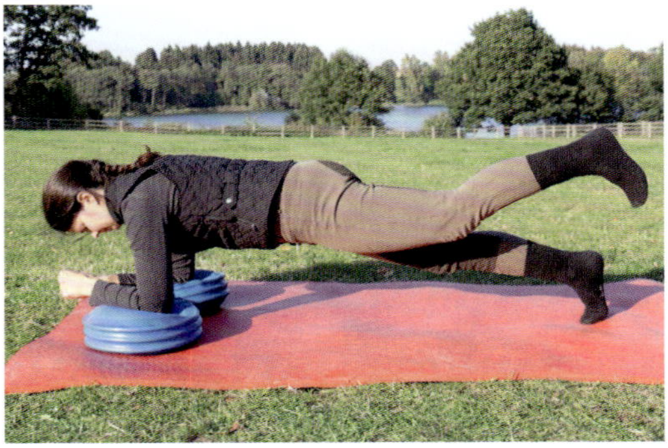
… unter den Armen.

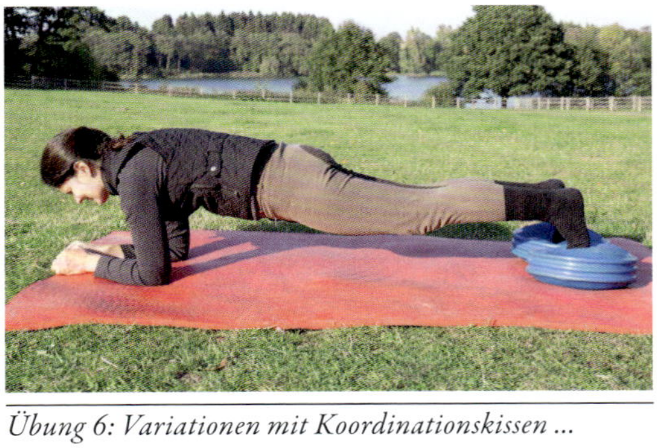
Übung 6: Variationen mit Koordinationskissen …

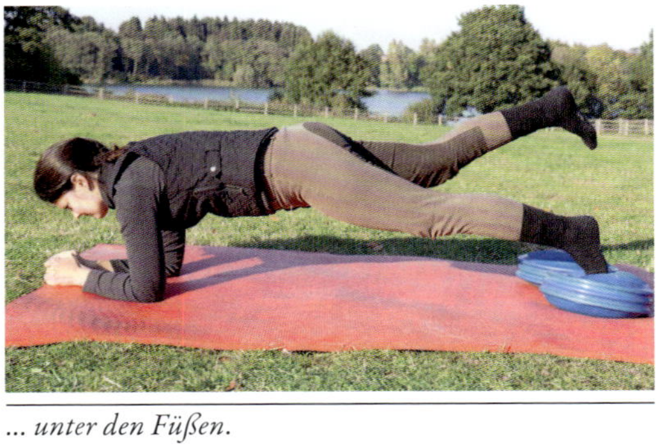
… unter den Füßen.

Übung 4 (ohne Abbildung): Dasselbe mit Anheben eines Beines, wenn das Becken oben ist (beidseitig üben).

Übung 5: Dasselbe mit Anheben eines Armes und des entgegengesetzten Beines. Nur vollziehen, wenn Übung 4 problemlos gelingt, weil die Übung kraftmäßig und koordinativ sehr anspruchsvoll ist.

Übung 6: Alle Übungen können auch mit Sitz- und Koordinationskissen unter den Armen oder Füßen vollzogen werden. Die variablen Stützpositionen vermeiden stereotype Bewegungsabfolgen, erhöhen die Flexibilität der Faszien und die Ansprüche an das Gleichgewicht.

OBERFLÄCHLICHE RÜCKENLINIE

Die oberflächliche Rückenlinie geht von den Zehengrundgelenken über die Plantarfaszie (Fußsohle) den Körper hoch über die Schädellinie bis zu den Augenbrauen. Bei der Arbeit auf dieser Linie sind die Kopfhaltung, die Stellung der Knie und die Stellung des Fußes zu bedenken, weil alle drei Aspekte die Zugspannungen verändern können (Seite 31).

Übung 1: Rückenlage, Stütz auf den Unterarmen, Beine sind gestreckt, Becken nach oben führen und wieder senken.

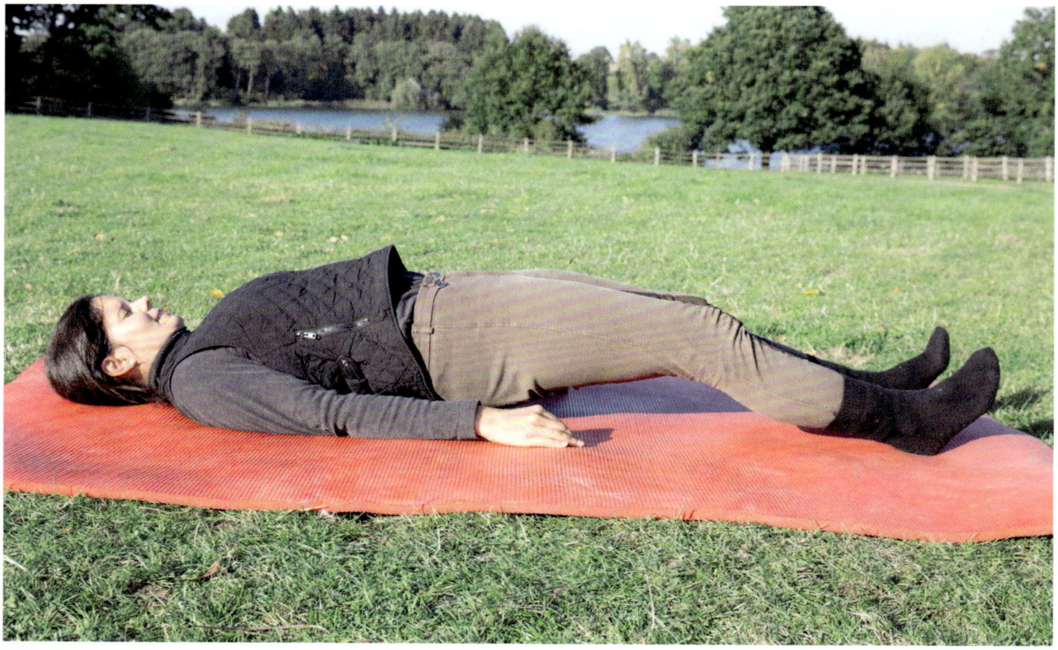

Übung 1: Rückenlage, Stützen auf den Schultern, das Becken heben.

Übung 2 (ohne Abbildung): Dasselbe mit Anheben jeweils eines Beines, wenn Ganzkörperstreckung erfolgt ist, Senken und dasselbe mit dem anderen Bein vollziehen.

Übung 3: Rückenlage, Stütz auf den Unterarmen und Absätzen, Anheben des Beckens.
Variation: Dasselbe mit Anheben eines Beines, wenn das Becken oben ist (beidseitig üben).

Übung 4: Alle Übungen auch mit Sitz- und Koordinationskissen unter den Armen oder Füßen. Die variablen Stützpositionen vermeiden stereotype Bewegungsabfolgen, erhöhen die Flexibilität der Faszien und die Ansprüche an das Gleichgewicht.

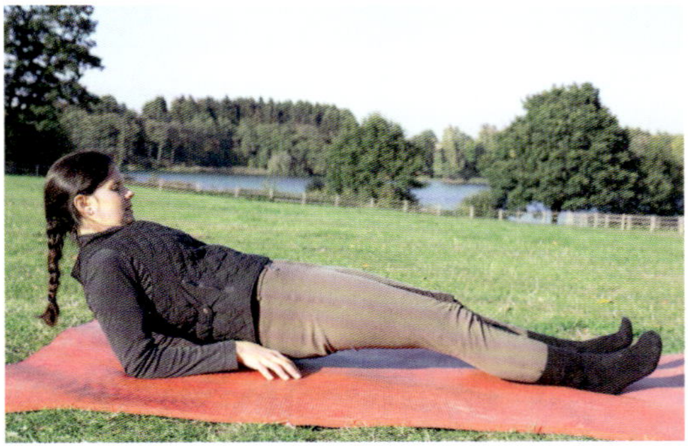

Übung 3: Rückenlage, Unterarmstütz, das Becken heben.

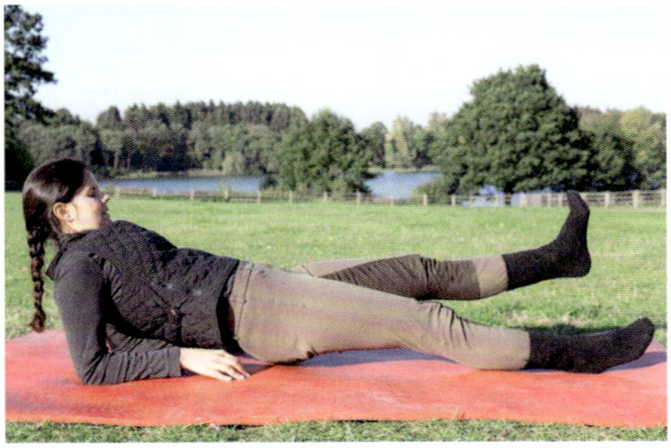

Übung 3: Variation mit jeweils einem Bein oben.

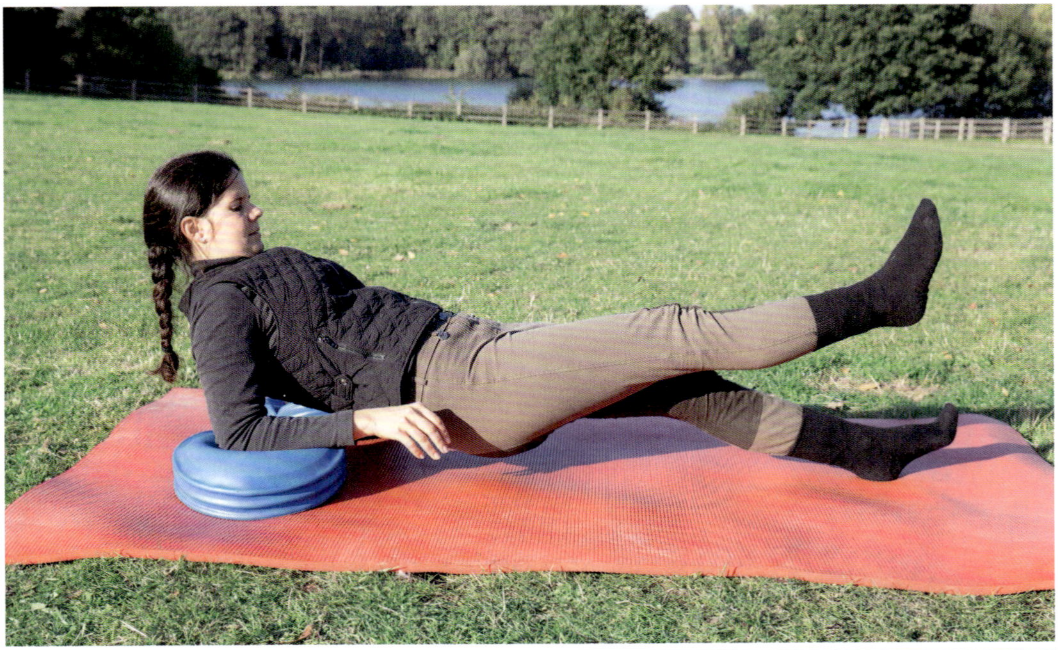

Übung 4: Übungen mit Sitz- und Koordinationskissen unter den Armen oder Füßen.

LATERALLINIEN

Die Laterallinien klammern sozusagen von rechts und links den Körper ein. Sie verlaufen von der Außenseite des Fußes unter den Schultern hindurch bis zum Schädel im Bereich der Ohren. Den Verlauf der Laterallinien im Körper finden Sie auf Seite 22.

Übung 1: Seitenlage am Boden, Körper gestreckt, Beine übereinander, Becken steht senkrecht zum Boden, Kopf ruht auf dem Arm, Beine geschlossen anheben (beidseitig üben).

Übung 2: Seitenlage wie bei Übung 1, erst das obere Bein anheben, dann das andere nachziehen (beidseitig üben).

Übung 3: Seitenlage mit Stütz auf den Unterarmen, Becken senkrecht nach oben führen (beidseitig üben).

Übung 4: Wie Übung 3, Becken senkrecht nach oben führen, dann das obere Bein anheben (beidseitig üben).

Übung 5: Wie Übungen 3 und 4 mit Unterlagen unter den Unterarmen (beidseitig üben).

Übung 6: Wie Übungen 3 und 4, mit Unterlage unter den Füßen (beidseitig üben).

Übung 7: Seitenlage, Körper strecken und das obere Bein vor dem anderen auf dem Boden platzieren, Partner stabilisiert den Übenden an den Füßen, Becken steht senkrecht zum Boden, seitlich mit dem Oberkörper aufrichten (beidseitig üben).

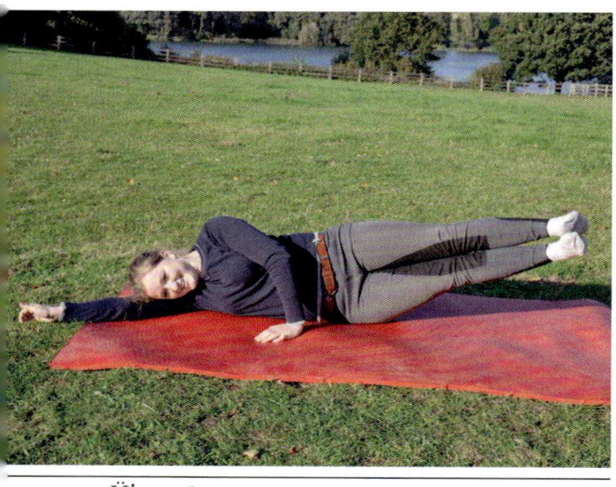

Übung 1

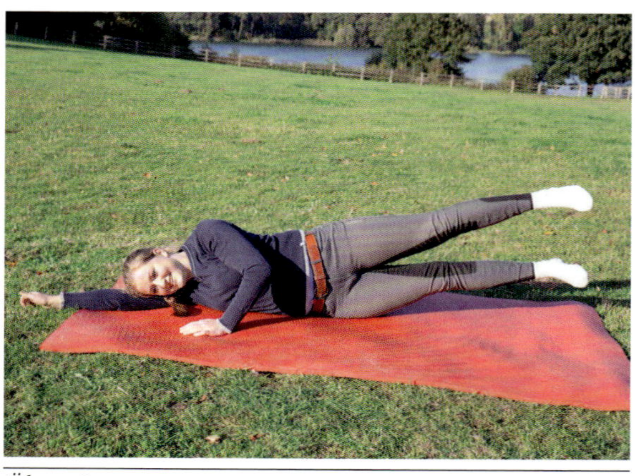

Übung 2

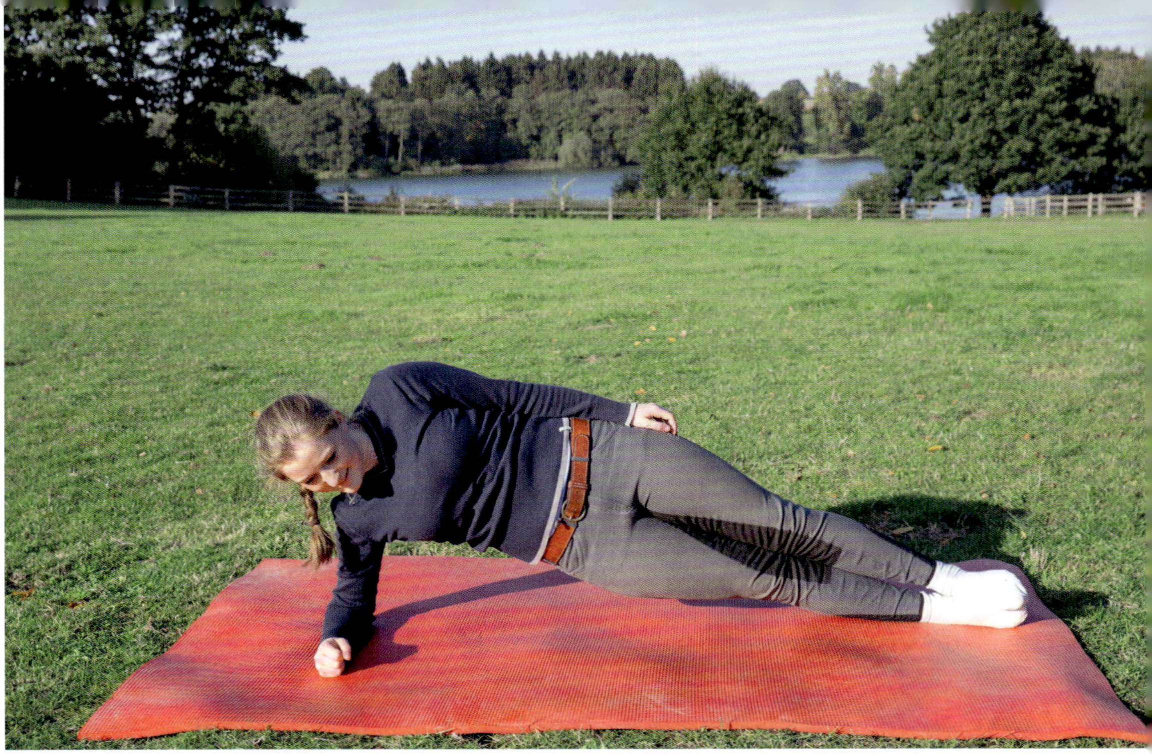

Übung 3

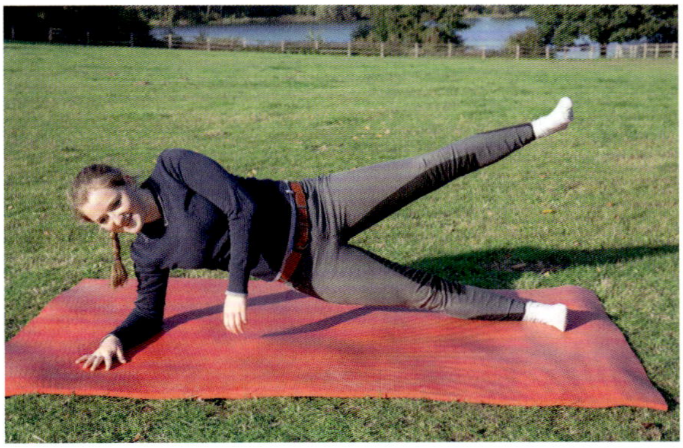

Übung 4

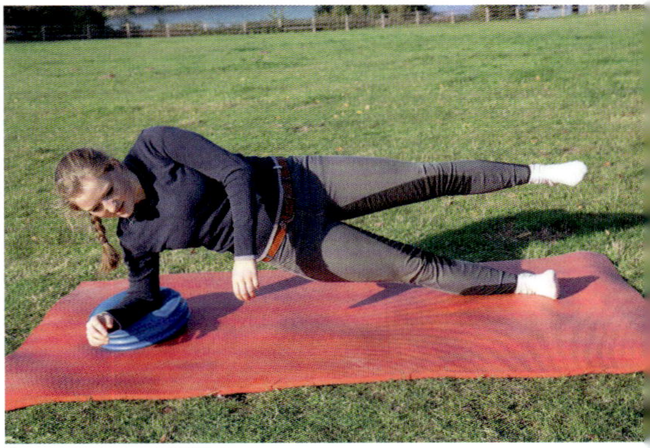

Übung 5

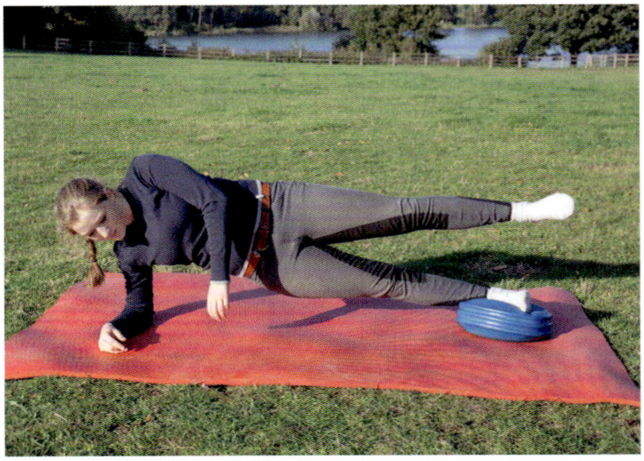

Übung 6

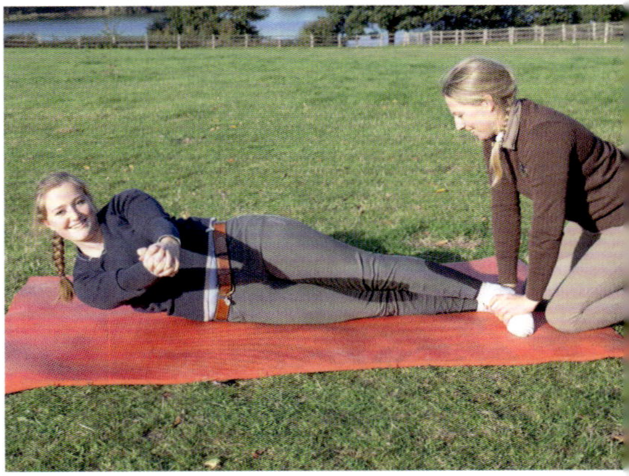

Übung 7

SPIRALLINIEN

Die Spirallinien umwinden den Körper wie eine Doppelhelix (Slomka 2014). Jede Schädelseite wird über den Rücken mit der gegenüberliegenden Schulter verbunden. Sie verlaufen weiter um den Brustkorb und kreuzen sich im Bauchnabelbereich. Sie ziehen weiter über die vordere Außenseite des Ober- und Unterschenkels zur Fußinnenseite, um über die hintere Rumpfseite wieder auf die Schädelbasis zu treffen.

Übung 1: Bauchlage, Beine beugen, Becken mit Unterlage stützen, Aufrichten des Oberkörpers vom Boden, dann Anheben eines Ellenbogens (Drehbewegung des Oberkörpers), Ablegen, Aufrichten und in den anderen Ellenbogen anheben.

Übung 2: Rückenlage mit Oberschenkeln im rechten Winkel zum Oberkörper, Unterschenkel im rechten Winkel zum Oberschenkel, Hände falten und Arme strecken, an den Oberschenkeln vorbei diagonal aufrichten (beidseitig üben).

Übung 3: Rückenlage wie Übung 2 mit einem langen Arm diagonal aufrichten und gegen den Widerstand des Partners drücken (beidseitig üben).

Übung 4: Seitenlage, Körper strecken und das obere Bein vor dem anderen auf dem Boden platzieren, Partner stabilisiert den Übenden an den Füßen, aufrichten und mit Oberkörper zum Partner drehen (beidseitig üben).

Übung 5: Seitenlage, Körper strecken, rechte Hand umfasst linke Schulter und umgekehrt, das obere Bein vor dem anderen auf dem Boden platzieren, Partner stabilisiert den Übenden an den Füßen, aufrichten und mit Oberkörper vom Partner wegdrehen (beidseitig üben).

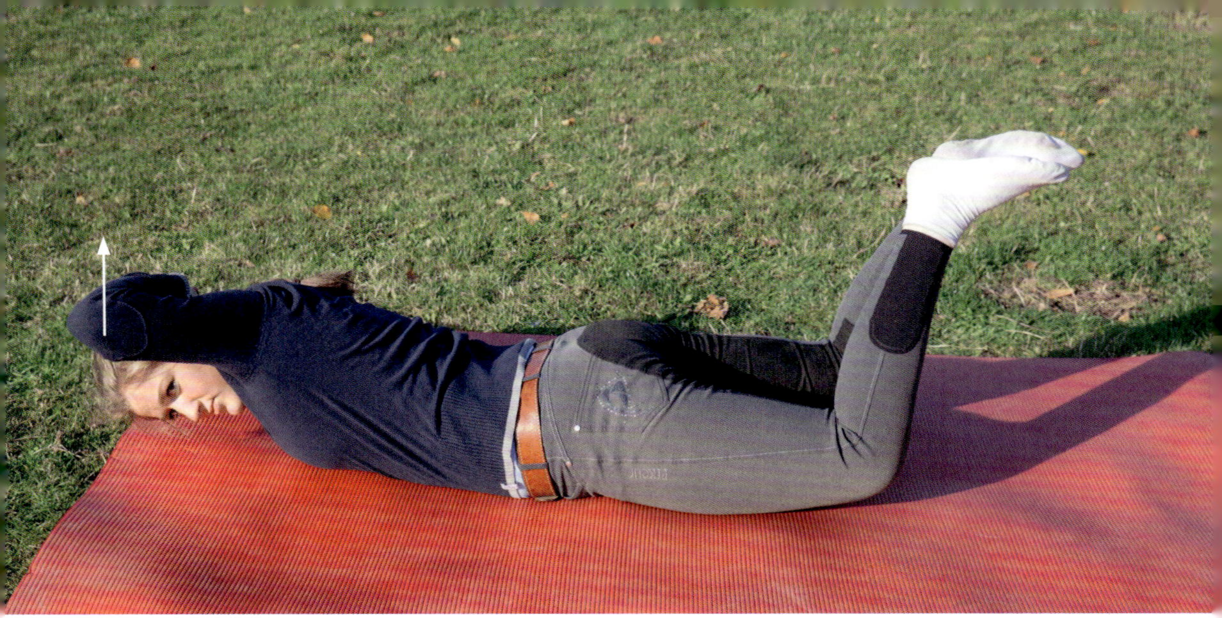

Übung 1

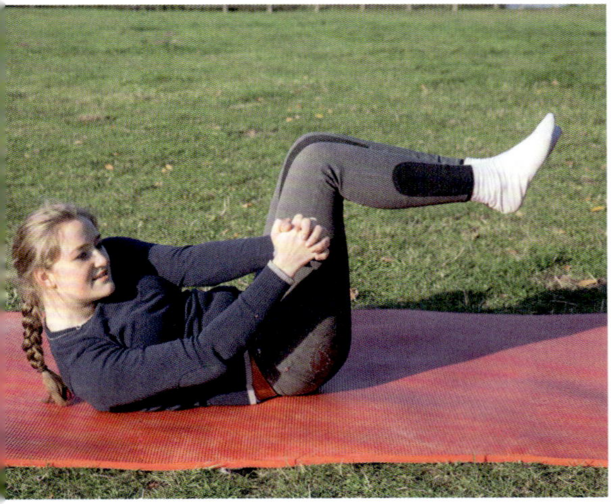

Übung 2

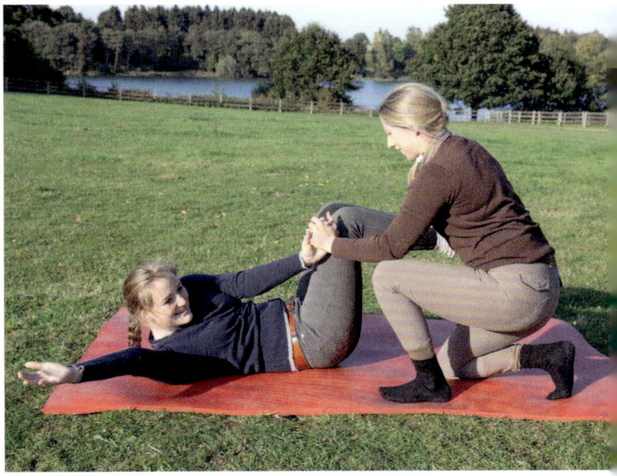

Übung 3

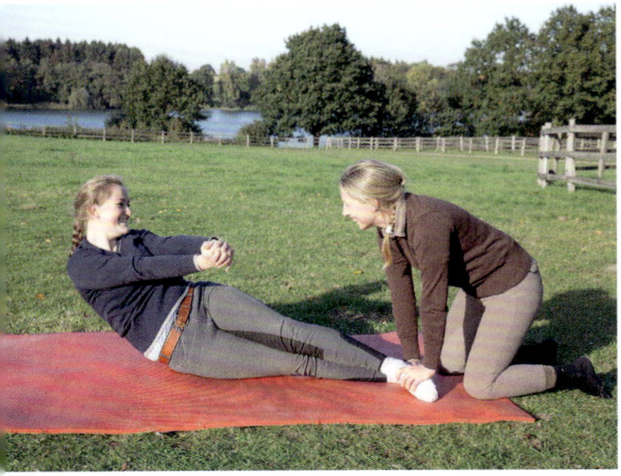

Übung 4

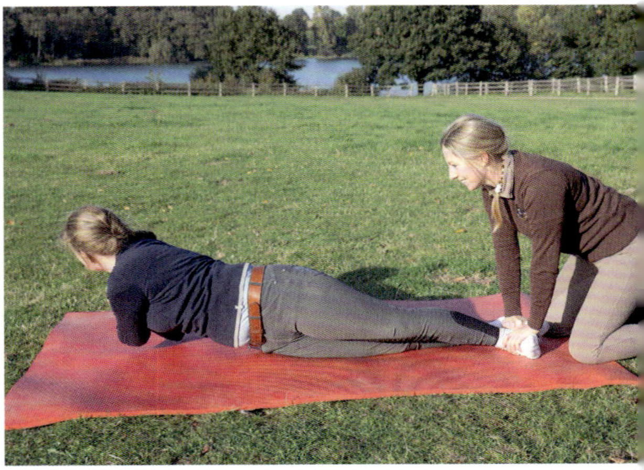

Übung 5

Blackroll®

Die Blackroll ist ein „Werkzeug", um sich selbst zu massieren. Dabei muss jeder anfangs sehr vorsichtig sein, um Blutergüsse oder blaue Flecken zu vermeiden.

FRANKLIN-BÄLLE
Als Alternative können statt der Blackroll die Franklin-Bälle und -Rollen eingesetzt werden. Sie sind je nach Grad der Aufpumpung weicher und schonender für die Gefäßsysteme.

FUNKTIONEN DER BLACKROLL

Jeder muss sehr vorsichtig beginnen, um Blutergüsse oder blaue Flecken zu vermeiden. Vorsicht ist insofern angesagt, weil man wohl sagen kann, dass Reiter sich leider generell zusätzlich zum Reiten kaum Zeit nehmen, um anderen Sport zu treiben oder Gymnastikübungen zu vollziehen. Dadurch kann ihr Gefäßsystem empfindlich sein. Die einzelnen Körperteile können zunächst so abgerollt werden, dass die Hände die die Muskeln mit der Blackroll anregen. Somit kann der Empfindlichkeitsgrad festgestellt werden, bevor die aufgeführten Übungen eingesetzt werden.

Es geht dabei um das Lösen von Verspannungen und das Auflösen verklebter Faszien. Somit könnte man damit myofasziale Schmerzsymptome bereits in ihrer Entstehung lindern. Diese Selbstmassage erhöht die Elastizität und Flexibilität der Faszien, sodass sich automatisch die Leistungsfähigkeit des Reiters erhöht. Langfristig können fasziale Verwachsungen aufgelöst werden. Dafür sollte man jedoch in jedem Fall Spezialisten wie Physiotherapeuten heranziehen, die u. a. mit manuellen Methoden arbeiten.

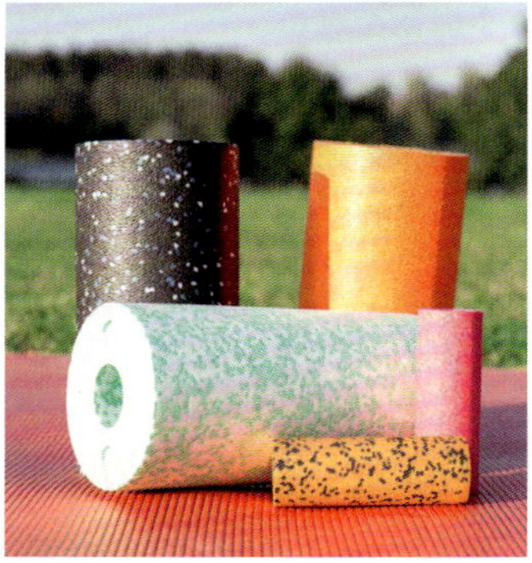

Blackroll® in unterschiedlichen Ausführungen

Mithilfe der Blackroll werden die unterschiedlichen Rezeptoren (Ruffini-, Pacini- und Golgi-Rezeptoren, freien Nervenendigungen) durch differenzierte Reize stimuliert. Insgesamt ist die empirische Forschung aber noch nicht so weit, dass fundierte Erkenntnisse über unterschiedliche Wirkungsweisen vorliegen. Trotzdem sollten sich Reiter damit – vorsichtig beginnend – anregen. Das Erfahrungswissen hat gelehrt, dass sich Reitqualitäten verbessern und Erfolge schnell einstellen.

Der Druck der Blackroll, der vom Reiter selbst dosiert werden kann, drückt die Faszie ähnlich einem Schwamm aus. Dieser Vorgang löst danach eine Hydration aus, was zu einer Erhöhung der Elastizität und der Geschmeidigkeit des Gewebes führt. Außerdem wird die Durchblutung gefördert und die Muskulatur erwärmt.

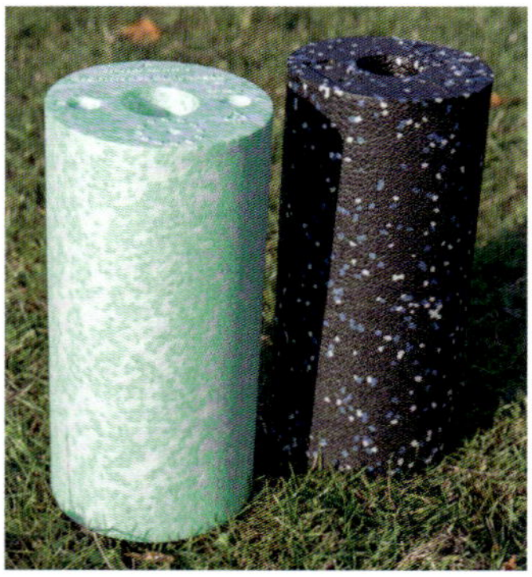

Blackroll® Med (weicher in Grün) und Blackroll® Standard (durchschnittliche Härte in Schwarz)

ZIELE MIT DER BLACKROLL

Faszientraining beugt auch bei Nicht-Sportlern Faszien- und Muskelbeschwerden vor. Eine Regeneration nach langen Arbeitsprozessen führt durch Faszienbehandlungen zu einer verbesserten Durchblutung. Für Reiter können das Aufwärmen und auch die Regeneration, der sogenannte Cool-Down-Prozess, optimiert werden. Somit kann das Leistungsvermögen langfristig erhöht, die Regeration der Muskulatur und deren Durchblutung beschleunigt werden.

HINWEISE ZUR BENUTZUNG

— Morgens sollte die Blackroll relativ schnell verwendet werden. Um die Durchblutung zu aktivieren, sollten die Muskeln mehrmals (acht- bis zehnmal) gerollt werden, damit die Durchblutung angeregt und die Geschmeidigkeit erhöht wird. Ein lockerer, entspannter und flexibler Muskel ist auf alle Arten von Belastungen vorbereitet.

— Mit dem Ziel der Regeration und Entspannung sollte langsamer gerollt werden. Dabei können die zunächst gradlinigen Bewegungen auch richtungsmäßig ein wenig variiert werden. Ebenso ist der Druck variabel zu gestalten, weil neben den Golgi-Rezeptoren auch die Pacini- und Puccini-Rezeptoren und die freien Nervenendigungen stimuliert werden können, die auf unterschiedlichen Druck und auf Schwingungen reagieren.

— Wenn der Reiter unangenehme Stellen oder Punkte beim Überrollen verspürt, kann in diesen Bereichen kurz verweilt werden, bis man eine Entspannung spürt.

— Für Regenerationsprozesse sollte man zehn und mehr Wiederholungen wählen und gegebenenfalls nach einer Pause ein zweites Mal jeden Muskel rollen, um einen optimalen Effekt zu erzielen und möglichst alle Bewegungsrückstände auszumerzen.

— Damit sind sehr verspannte Muskeln durch Fehl- oder zu hohe Belastungen gemeint, deren Verspannungen nach Reitbelastungen aufgelöst werden müssen, um langfristig möglichen Verletzungen vorzubeugen.

— Wenn die Blackroll verwendet wird, sollte der Untergrund weich, angenehm, rutschfest und frei von harten oder spitzen Gegenständen sein, damit die Rolle wie auf einem Pizzateig gleiten kann.

— Generell sollten Kinder und Jugendliche die Rolle ausschließlich unter Aufsicht benutzen.

— Wenn Reiter unter bestimmten Symptomen wie Osteoporose, Bandscheibenproblemen, Thrombose, Bluthochdruck oder Weichteilrheuma leiden, sollte vorher stets ein Arzt befragt werden, ob die Anwendung nicht Kontraindikationen hervorrufen kann (Lukas 2012).

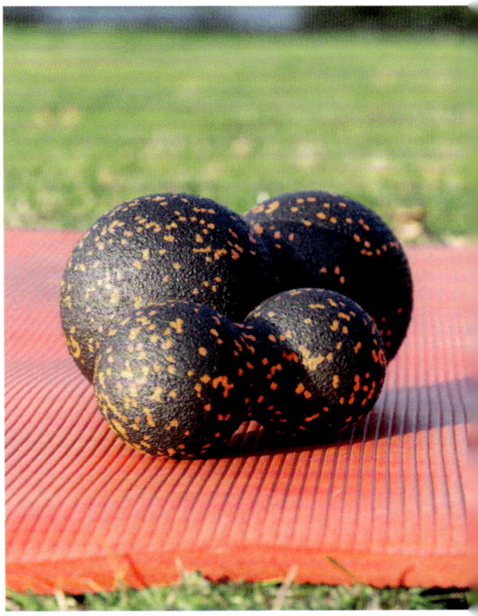

Blackroll® DuoBall

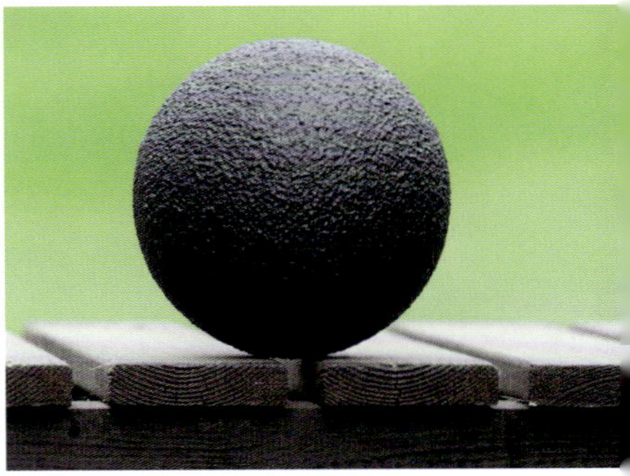

Blackroll® Ball

☞ BLACKROLL® ZUR SELBSTMASSAGE

Bei den folgenden achtzehn Übungen sind vermehrt (nicht ausschließlich) die zur Verkürzung neigenden Muskelstrukturen einbezogen worden.
Generell stimulieren die Übungen mit der Blackroll ebenfalls die entsprechenden Leitbahnen des Körpers (oberflächliche Frontallinie/oberflächliche Rückenlinie/Laterallinien/Spirallinien).
Durch die Stimulierung können Verspannungen der Muskulatur der gesamten oberflächlichen Rückenlinie gelöst werden. Die gesamte Länge des Muskels muss dabei vom Ursprung bis zum Ansatz gerollt werden. (Siehe u. a. Bartow 2014; Lukas 2012; Paoletti 2010; Schleip/Bayer 2014; Slomka 2014; Thömmes 2013).

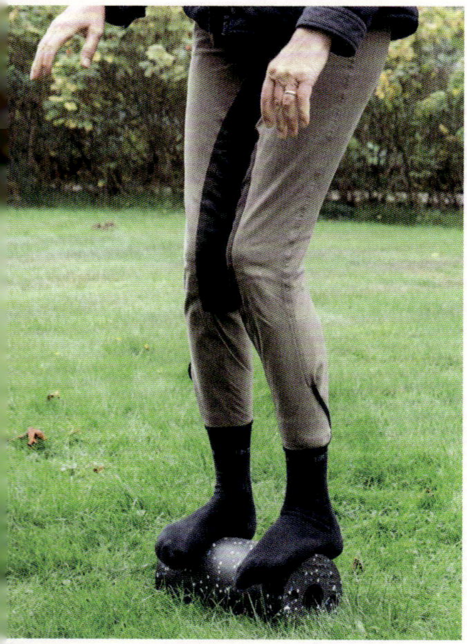

Übung 1: Plantarfaszie

Übung 1: Plantarfaszie

Stimulierung durch Rollen auf einem Fuß und beidbeiniges Stehen auf der Rolle mit Festhalten oder freihändig.

Übung 2: Wade

Rollen des Unterschenkels.
Variation: Beim Drehen des Unterschenkels nach innen/außen werden zusätzlich unterschiedliche Bereiche der Wadenmuskeln stimuliert.

Übung 3: Oberschenkelstrecker

Beidbeinig im Liegen und im Unterarmstütz.

Übung 4: Oberschenkelbeuger

Einbeinig, auf beide Hände stützen.

Übung 5: Adduktoren

Seitenlage mit Stützen auf unteren Unterarm und oberer Hand, Ablegen des unteren Beines, Rollen auf der Innenseite des oberen Beines.

Übung 6: Außenmuskeln des Oberschenkels

Stützen auf den unteren Unterarm und der oberen Hand, ein Bein lang, das andere gebeugt und stützend hinter dem gestreckten Bein, Abrollen auf den äußeren Muskeln des Oberschenkels bis zur Hüfte.

Übung 7: Vorderer Hüftbeuger

Bauchlage und Stützen auf den Unterarmen, Beine gestreckt, Rollen im Bereich des Übergangs Becken – Oberschenkel.

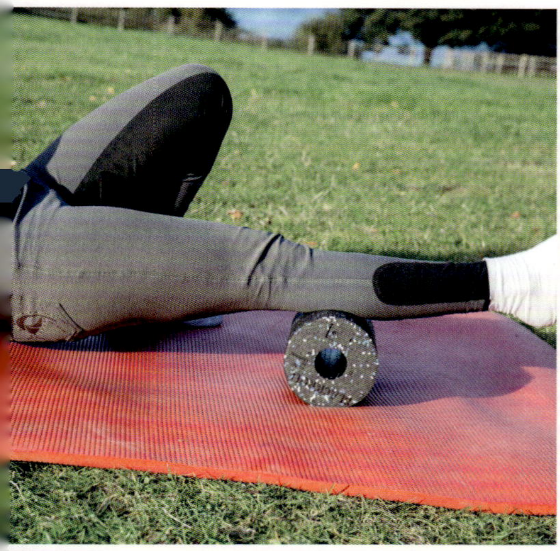

Übung 2: Wade

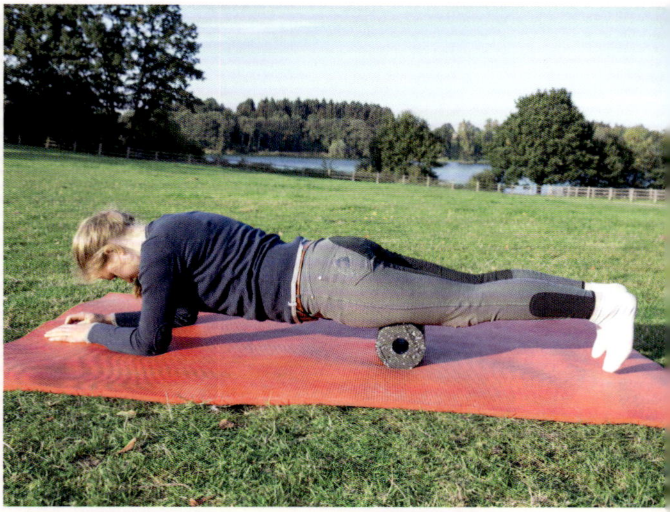

Übung 3: Oberschenkelstrecker

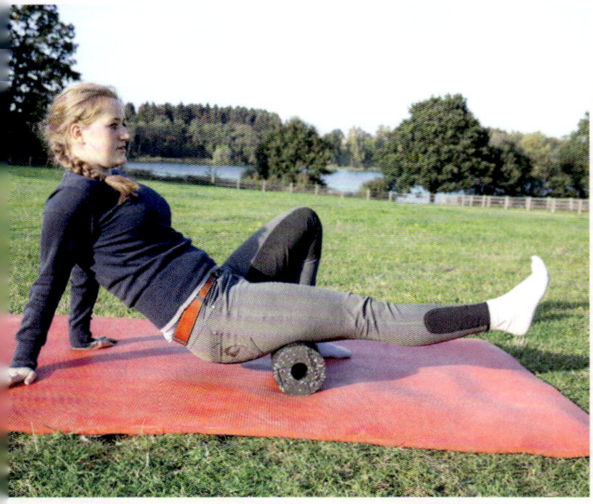

Übung 4: Oberschenkelbeuger

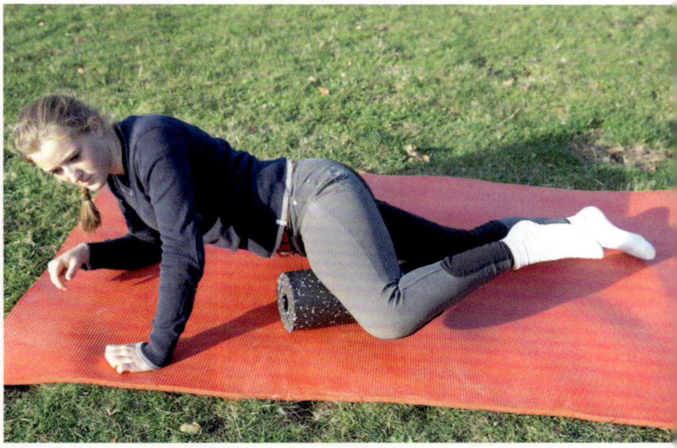

Übung 5: Adduktoren

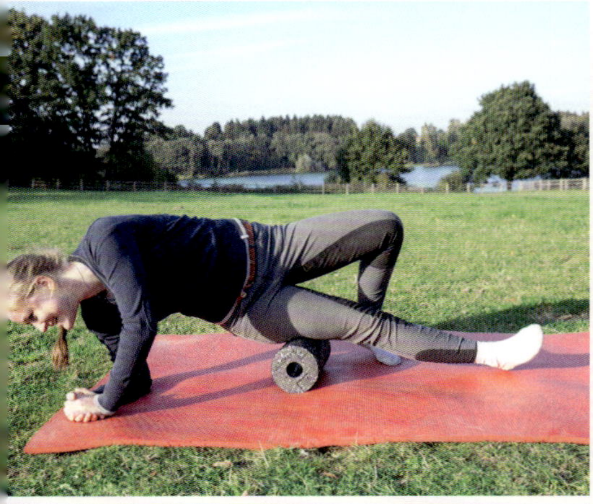

Übung 6: Außenmuskeln des Oberschenkels

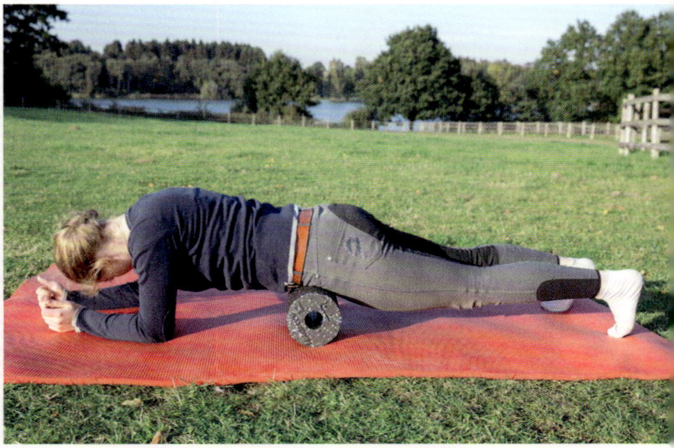

Übung 7: Vorderer Hüftbeuger

Übung 8: Gesäßmuskeln

Stützen auf langen Armen, beide Beine gestreckt, Rollen über die Gesäßmuskeln.

Übung 9: Unterer Rücken und Lendenwirbelsäule

(Lumbodorsalfaszie – Verbindung Oberkörper mit Unterkörper)
Stützen auf den Unterarmen und Rollen im Bereich der Lendenwirbelsäule. Durch Stimulierung der Lumbodorsalfaszie können Rückenschmerzen ausgemerzt werden.

Übung 10: Oberer Rücken und Brustwirbelsäule

Rückenlage, Beine gebeugt, rollen im Bereich der Brustwirbelsäule. Durch Stimulierung der Brustwirbelsäule wird automatisch der Übergang Lendenwirbelsäule zum Kreuzbein flexibler.

Übung 11: Wirbelsäule im Stand rücklings an der Wand

Stehen mit der Blackroll an der Wand, rollen über die gesamte Wirbelsäule (besonders für rückenempfindliche Reiter zu empfehlen).

Übung 12: Viereckiger Lendenmuskel im Liegen

Seitenlage mit Stütz auf einem Unterarm, unteres Bein gestreckt, das obere gebeugt, rollen vom Becken bis zu den Rippen.

Übung 13: Viereckiger Lendenmuskel im Stehen seitlich zur Wand

Stehen mit der Blackroll an der Wand, rollen im Bereich Becken bis zu den Rippen.

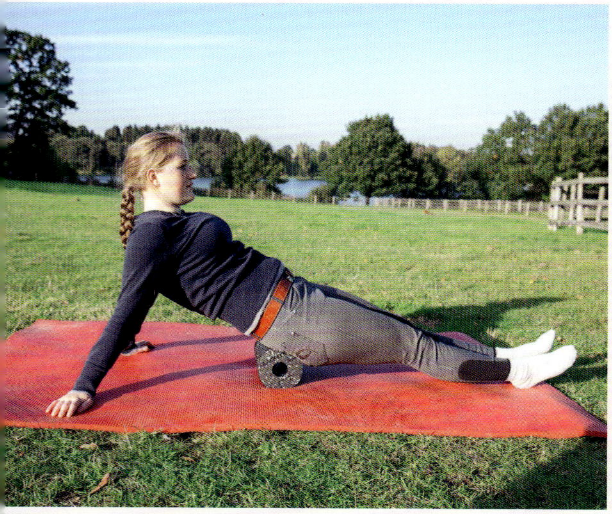

Übung 8: Gesäßmuskeln

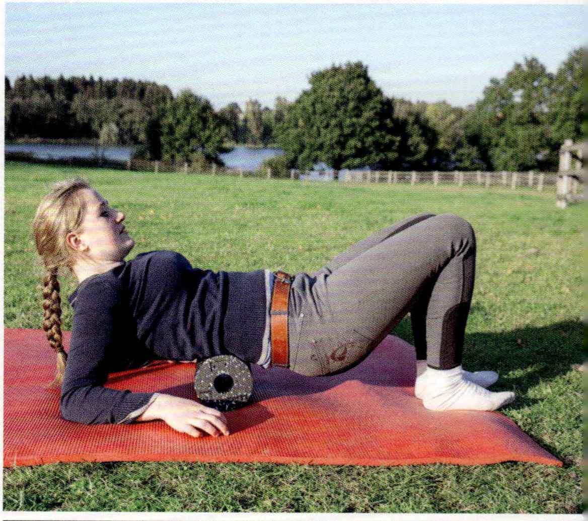

Übung 9: Unterer Rücken

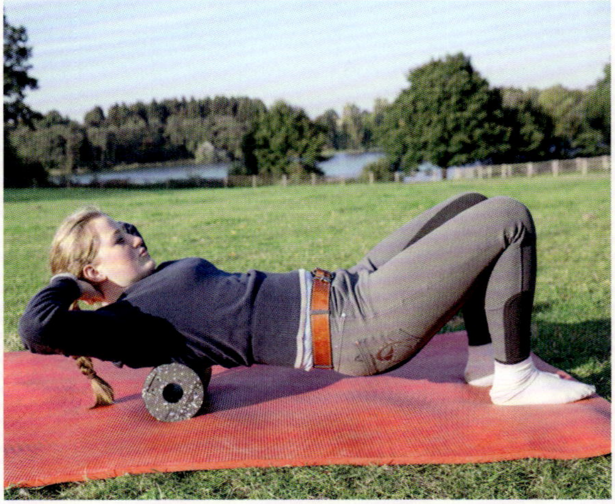

Übung 10: Oberer Rücken

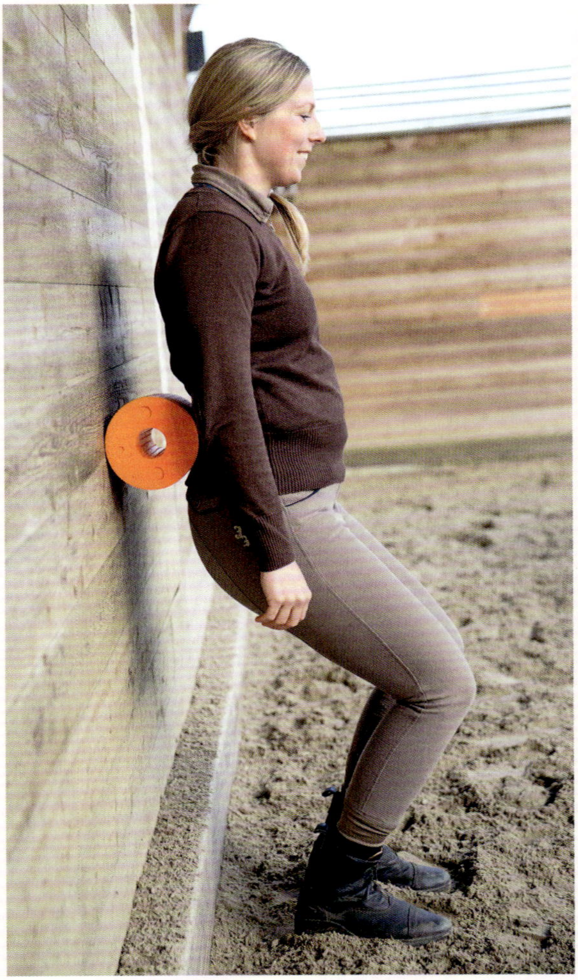

Übung 11: Wirbelsäule

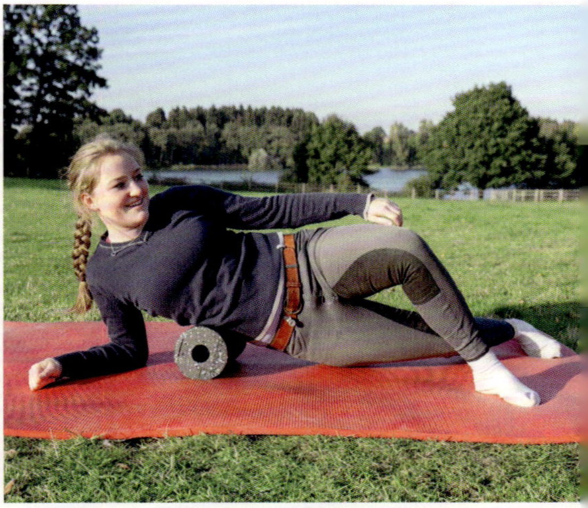

Übung 12: Viereckiger Lendenmuskel

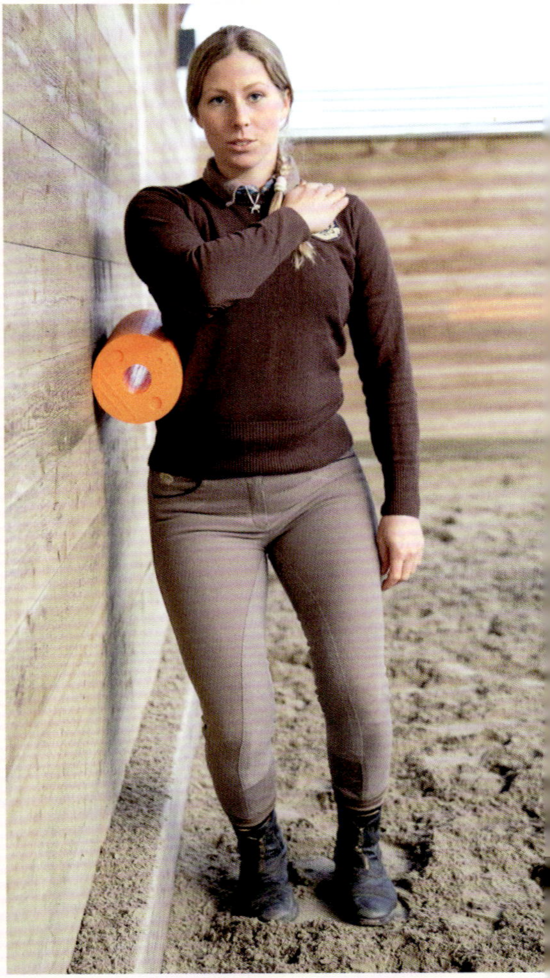

Übung 13: Viereckiger Lendenmuskel

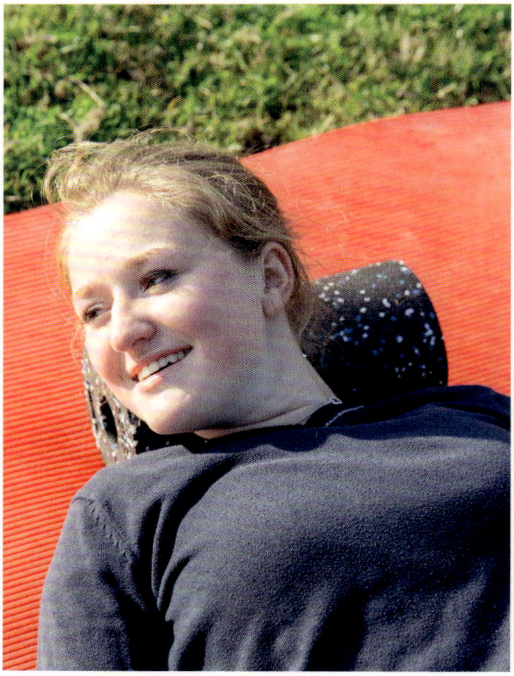

Übung 14: Hals- und Nackenmuskeln

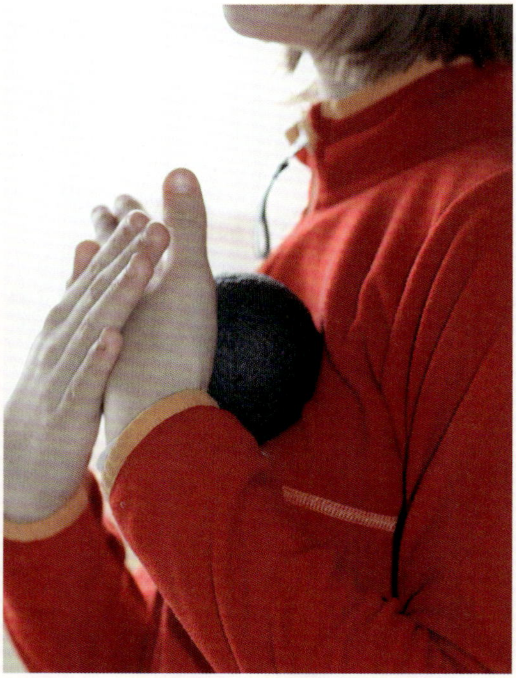

Übung 15: Brustmuskeln

Übung 14: Hals- und Nackenmuskeln

Rückenlage, Beine beugen, Blackroll unter der Halswirbelsäule und langsames Drehen des Kopfes nach rechts und links.

Übung 15: Brustmuskeln (mit Blackroll-Ball)

Mit Blackroll-Ball die Brustmuskeln kreisend mit beiden Händen rollen.

Übung 16: Oberarmmuskeln

Stehen seitlich zur Wand, der Arm ist lang und angelegt, Rollen der Oberarmmuskeln.

Übung 17: Unterarmmuskeln

Stehen seitlich zur Wand, der Arm ist lang und angelegt, Rollen der Unterarme.

Übung 18: Unterarmmuskeln

Sitzen am Tisch, Rollen über Beuger und Strecker der Unterarmmuskeln. Auch innen und außen am Unterarm als Variationen.

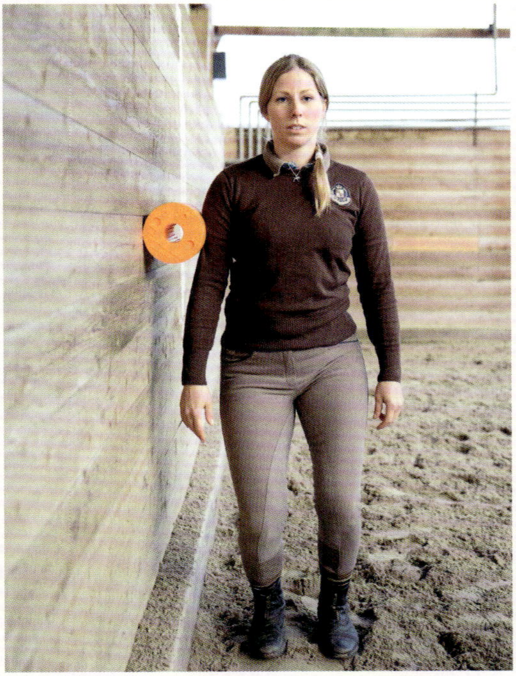

Übung 16: Oberarmmuskeln

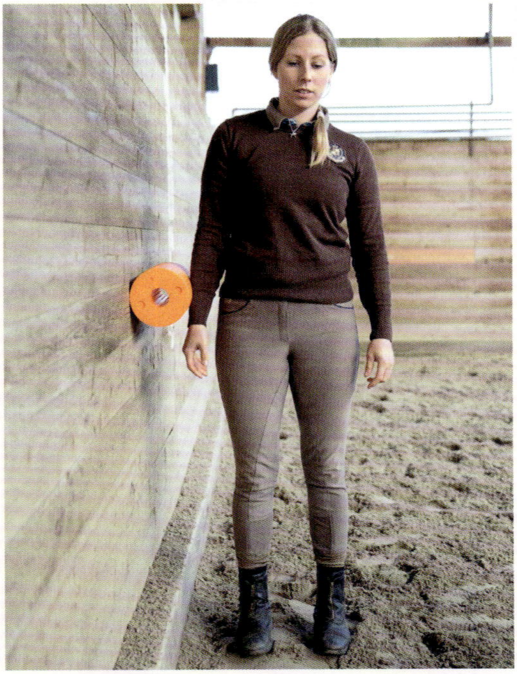

Übung 17: Unterarmmuskeln

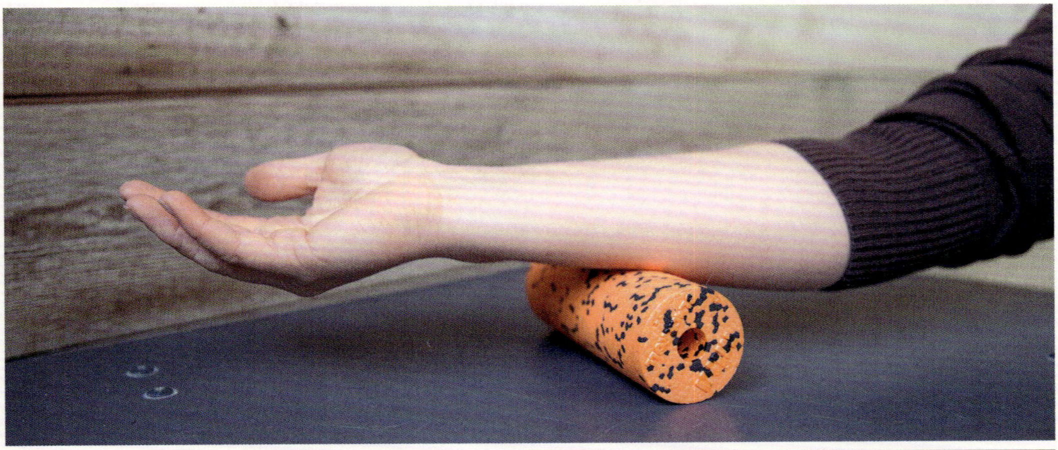

Übung 18: Unterarmmuskeln außen

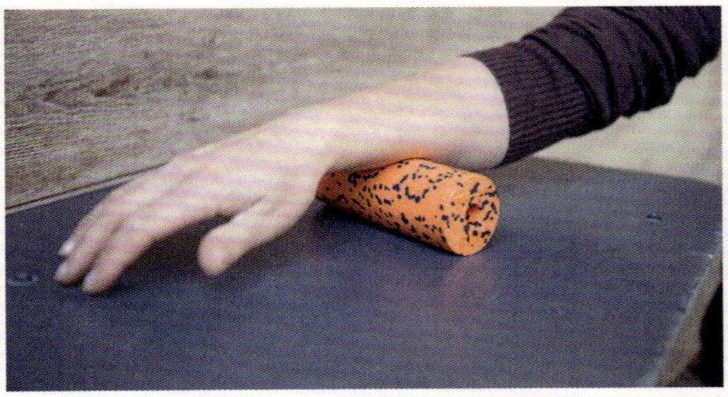

Übung 18: Unterarm innen

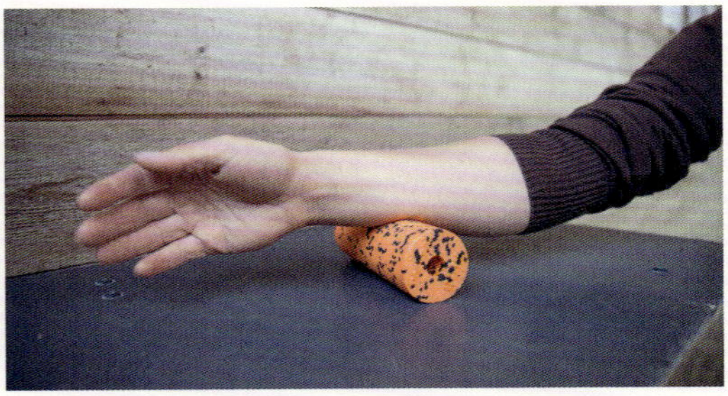

Übung 18: Unterarm seitlich

Training auf dem Balimo

Setzen Sie sich auf den Balimo-Stuhl, Sie können die Arme fallen lassen oder die Unterarme auf die Oberschenkel ablegen. Ihre Füße stehen schulterbreit auseinander, sodass sich vier rechte Winkel bilden: Fuß – Unterschenkel, Unterschenkel – Oberschenkel, Oberschenkel – Oberkörper, Oberkörper – Kinn.

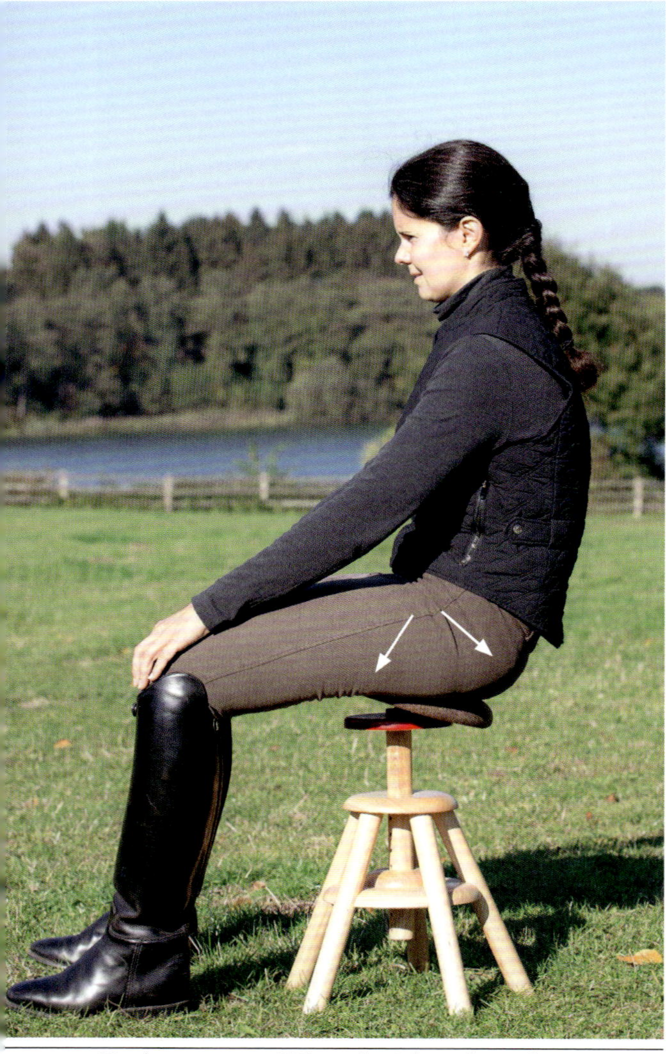

Kippbewegung von 6 Uhr auf 12 Uhr und zurück

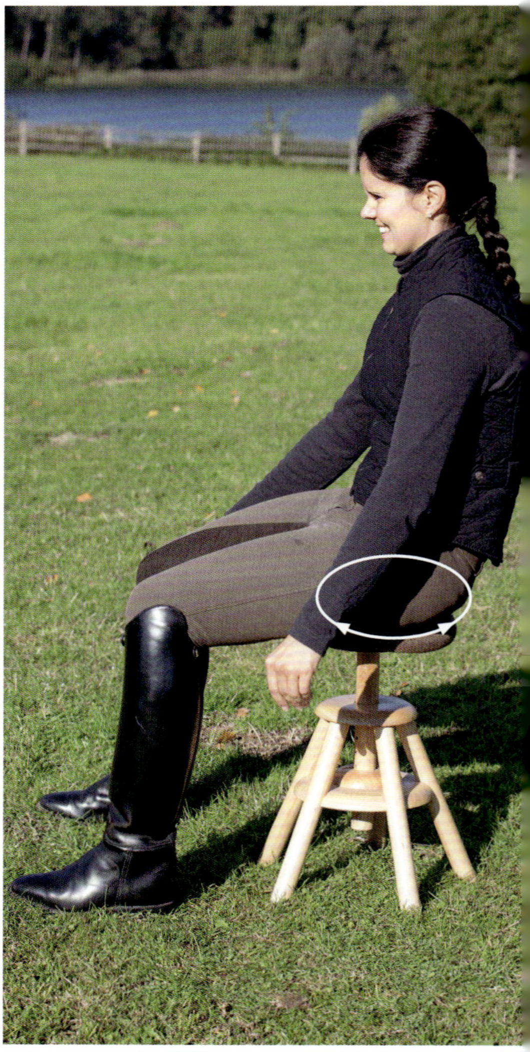

Ganze Runde im und gegen den Uhrzeigersinn

Fühlen Sie sich in die möglichen Kippbewegungen des Balimos hinein. Bewegen Sie Ihr Becken sanft vor und zurück, nach links und rechts, und versuchen Sie ein paar kreisende Bewegungen im Uhrzeigersinn und entgegensetzt zu vollziehen. Beginnen Sie mit ganz langsamen Bewegungen.
Falls Sie Gleichgewichtsprobleme haben, können Sie eine Hand auf eine Tischplatte legen, um sich sicherer zu fühlen. Der Motor Ihres Körpers ist das Becken (Feldenkrais). Atmen Sie fließend während der Übungen. Arbeiten Sie nicht mit Kraft, sondern versuchen Sie, weiche rollende Bewegungen durchzuführen. Nehmen Sie wahr, wie Ihnen diese Bewegungen gelingen, damit Sie sie nach einer Übungsphase noch einmal vollziehen und vergleichen können.

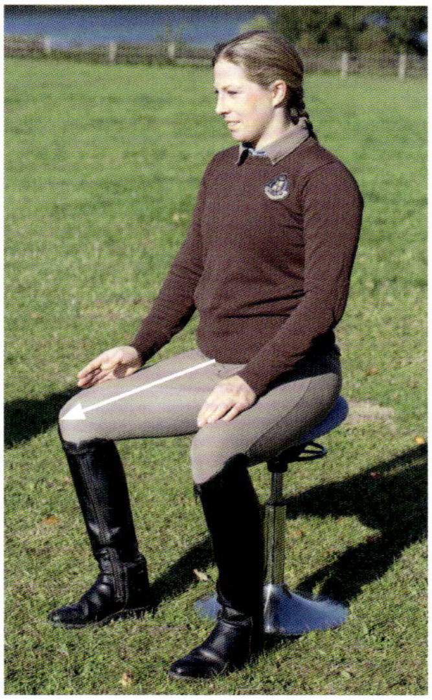

Einseitige Gewichtshilfe

ÜBUNGEN FÜR DIE OBERFLÄCHLICHE FRONTAL- UND RÜCKENLINIE

Ausgangslage: Für die nachfolgenden Bewegungen müssen Sie sich vorstellen, dass ein Ziffernblatt auf der Balimo-Sitzfläche aufgemalt ist. Wenn Sie Ihr Becken nach hinten neigen, sind Sie auf 6 Uhr, nach vorn auf 12 Uhr, beim Neigen zur linken Hüfte erreichen Sie 9 Uhr, zur rechten Hüfte 3 Uhr.

ÜBUNG 1: KIPPBEWEGUNG 6–12 UHR

Ausführung: Neigen Sie Ihre Hüfte langsam und sanft nach hinten, sodass Ihr Rücken sich leicht rundet. Vollziehen Sie diese Bewegungen vor und zurück auf sanfte und fließende Weise ohne Anstrengungen oder Kraft. Fühlen Sie, wie sich Ihr Körpergewicht auf die Gesäßknochen verlagert? Es ist eine rollende Bewegung. Fühlen Sie, wie Ihr Kopf während des Neigens die Beckenbewegung im Kleinen nachvollzieht? Beide Kippbewegungen nach vorne und nach hinten sollen weich miteinander verbunden werden.

ÜBUNG 2: GANZE RUNDE IM UND GEGEN DEN UHRZEIGERSINN

Ausführung: Neigen Sie Ihr Becken in Position auf 12 Uhr. Lassen Sie Ihr Becken im Uhrzeigersinn einmal komplett im Kreis rollen. Stellen Sie sich vor, wie Ihr Becken an jeder Stunde vorbeirollt. Werden Sie sich dieser Zeiten bewusst. Fühlen Sie, wie Ihr Kopf, Ihr Brustkorb und Ihr Rücken den Bewegungen des Beckens folgen. Lassen Sie dann Ihr Becken gegen den Uhrzeigersinn einmal komplett im Kreis rollen.

ÜBUNG 3: EINSEITIGE GEWICHTSHILFE

Ausführung: Die Bewegungen werden mit der Bewegung 6–12 Uhr eingeleitet. Danach variieren Sie die Richtung und rollen abwechselnd auf 10 Uhr (linkes Knie) und 2 Uhr (rechtes Knie).

ÜBUNGEN FÜR DIE LATERALLINIEN (SEITLICHE BEWEGUNGEN)

ÜBUNG 1: KIPPBEWEGUNG 9–3 UHR

Ausführung: Neigen Sie Ihr Becken nach links und rechts: von 9 Uhr auf 3 Uhr und wieder zurück. Während der Kippbewegungen kommen die Rippen auf der jeweiligen Seite etwas enger zusammen, während sie sich auf der anderen Seite voneinander entfernen. Der Kopf neigt sich immer ein Stück mit in die entgegengesetzte Richtung der Beckenbewegung. Neigt sich das Becken nach rechts zur 3, dann vollzieht der Kopf eine leichte Neigebewegung nach links (und umgekehrt). Versuchen Sie, die Kippbewegungen gleichmäßig, leicht und sanft in beide Richtungen auszuführen. Am Anfang wird es nicht einfach sein, weil jede Person eine „Schokoladenseite" hat. Daher werden sich die Bewegungen nicht identisch anfühlen. Wenn Sie sich in die Grundbewegungen eingefühlt haben, können weitere Bewegungsdifferenzierungen vorgenommen werden. Beginnen Sie immer mit langsamen Bewegungen und versuchen Sie, die Bewegungen korrekt auszuführen.

ÜBUNG 2: KIPPBEWEGUNG 3–9 UHR UND ZURÜCK (MIT KOPF UND SCHULTER)

Ausführung: Intensivieren Sie diese Bewegung, indem Sie aktiv mit der Schulter und dem Kopf der Hüfte entgegenkommen. Dabei neigt sich das Ohr zur gleichseitigen Schulter.

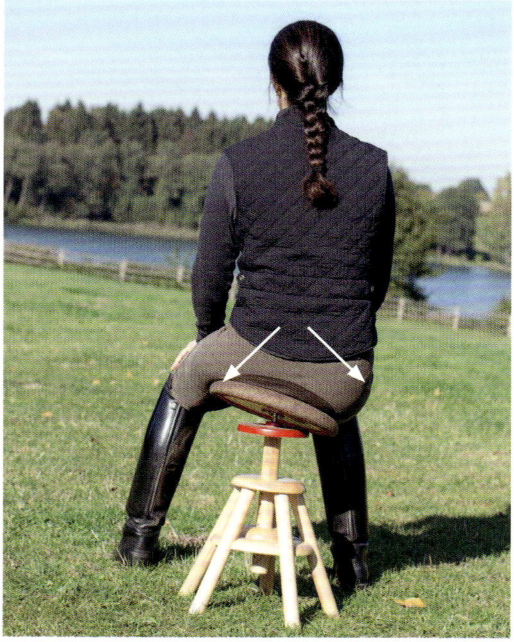

Kippbewegung von 3 Uhr auf 9 Uhr und zurück

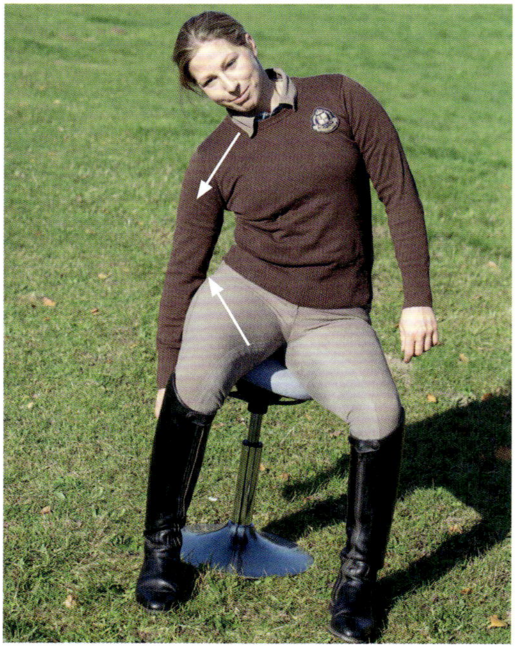

Kippbewegung mit Schulter

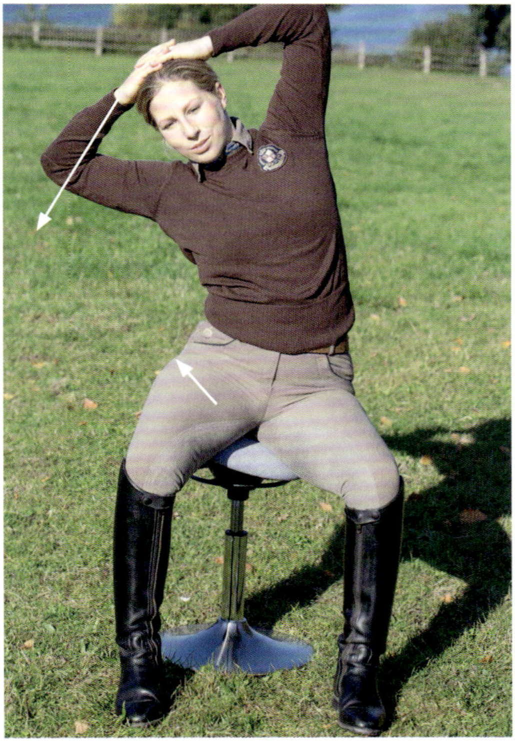

Kippbewegung inklusive Ellenbogen

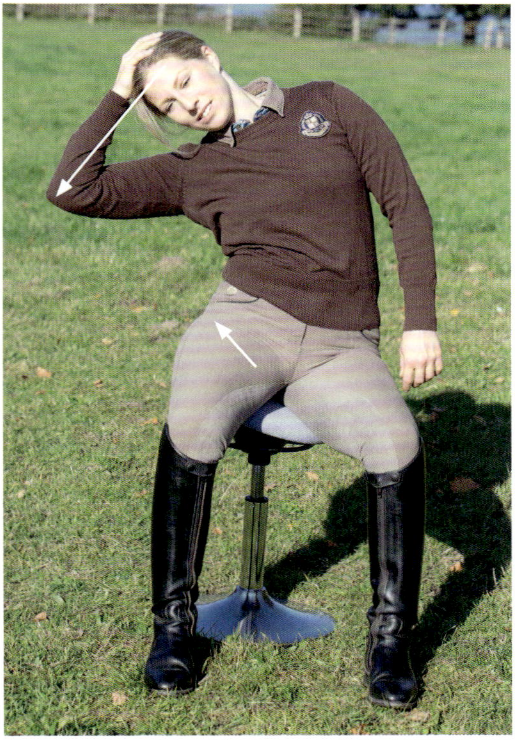

Kippbewegung mit geführtem Kopf

ÜBUNG 3: KIPPBEWEGUNG 3–9 UHR UND ZURÜCK (INKLUSIVE ELLENBOGEN)

Ausführung: Legen Sie beide Hände verschränkt auf den Kopf. Bewegen Sie Ihr Becken von der 3 zur 9 und wieder zurück. Ellenbogen und Hüfte der gleichen Seite nähern einander an. Dafür senkt sich der Ellenbogen, während ihm die Hüfte der gleichen Seite entgegenkommt. Diese Bewegung abwechselnd nach links und rechts weich und fließend vollziehen. Spielen Sie mit dem Bewegungsumfang und der Geschwindigkeit.

ÜBUNG 4: KIPPBEWEGUNG 3–9 UHR MIT KOPF

Ausführung: Behalten Sie die Kippbewegung 3 – 9 – 3 – 9 bei. Die linke Hand liegt auf dem Kopf, der rechte Arm hängt entspannt an der rechten Körperseite herunter. Bewegen Sie nun Ihren Kopf aktiv durch Ziehen oder Schieben: Geht das Becken nach rechts – zur Position 3 – ziehen Sie mit der Hand Ihren Kopf zur linken Schulter. Geht Ihr Becken nach links – zur Position 9 – schieben Sie mit der linken Hand den Kopf zur rechten Schulter. Wechseln Sie die Hände. Nun führt die rechte Hand durch Ziehen und Schieben die Bewegung des Kopfes. Bei dieser Übung ist es wichtig, dass der Kopf sich nicht selbst bewegt, sondern von außen bewegt wird. Diese Art der Bewegung des Kopfes erzeugt neue Strukturen im Gehirn.

ÜBUNGEN FÜR DIE SPIRALLINIEN (ROTATION)

ÜBUNG 1: ROTATIONSBEWEGUNGEN DES OBERKÖRPERS UM DIE LÄNGSACHSE

Das Ziel aller diagonalen Bewegungen über die Längsachse ist eine Verwringung des Körpers.

Ausführung: Fassen Sie mit der linken Hand die rechte Schulter, mit der rechten die linke. Fixieren Sie Ihr Becken und ziehen den Oberkörper nach rechts und links (Rotationsbewegungen). Dabei bleiben Kopf und Blick geradeaus.

ÜBUNG 2: ROTATION MIT KOPF DREHT GEGEN SCHULTERN

Ausführung: Behalten Sie die Grundbewegung bei und drehen Sie den Kopf zusätzlich entgegengesetzt zu den gezogenen Schultern.

ÜBUNG 3: OBERKÖRPER DREHT GEGEN KNIE

Ausführung: Führen Sie beide Knie nach rechts und links. Ziehen Sie gleichzeitig den Oberkörper in entgegengesetzte Richtung. Becken und Schulter drehen diagonal zueinander (verstärkte Verwringung). Bei diesen Übungen wird bereits der Bezug zu den faszialen Linien hergestellt, die durch den Stuhl stimuliert werden. Diese Linien und Hintergründe werden auf Seite 22 vertiefend behandelt.

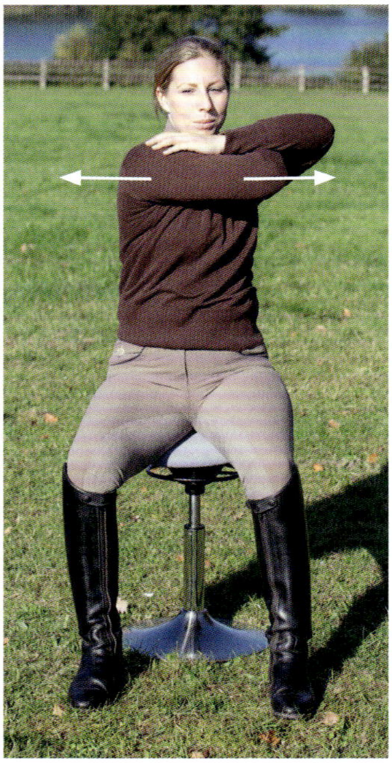

Übung 1

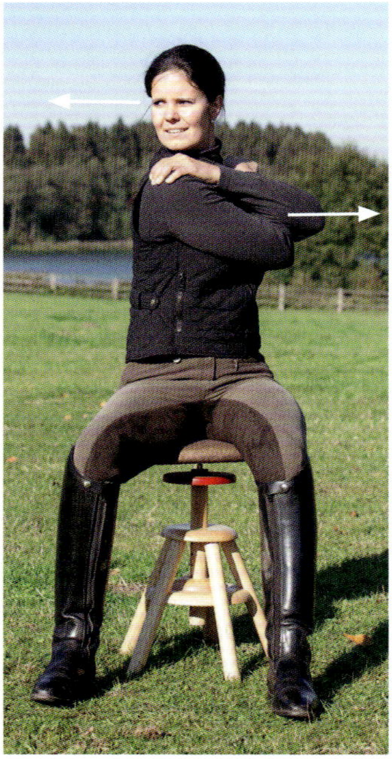

Übung 2

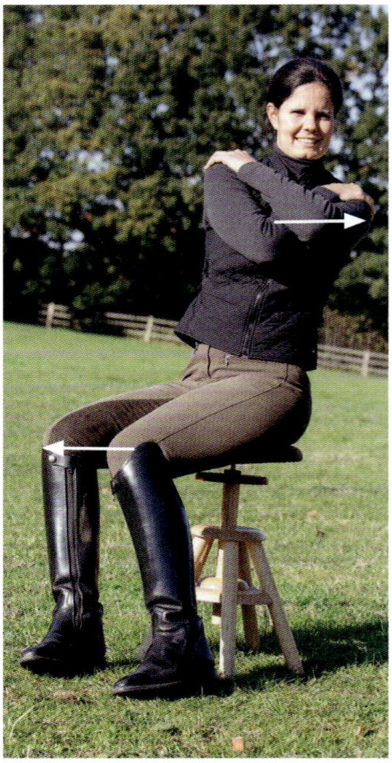

Übung 3

QUELLEN

Klee, A.: Update Dehnen. In: Sportunterricht 62 (2013) 5, S. 130–134

Meyners, E.: Aufwärm- und Übungsprogramm für Reiter. Stuttgart 2015

Lukas, Ch.: Faszienbehandlung mit der Blackroll. Norderstedt/ Books on Demand 2012

Myers, Th. W.: Anatomic Trains. Myofasziale Leitbahnen. München 2010, 2. Aufl.

Paoletti, S.: Faszien. Anatomie, Strukturen, Techniken. Spezielle Osteopathie. München 2011, 2. Aufl.

Schleip. R./Bayer, J.: Faszien-Fitness. München 2014, 3. Aufl.

Schwind, P.: Faszien – Gewebe des Lebens. München 2014

Sehlig-Hagn, E.: Mehr Beweglichkeit durch Stretching. In: Leichtathletik Training 29 (2009) 9, S. 26–31

Slomka, G. (unter Mitarbeit von Schleip, R. und Freiwald, J.): Faszien in Bewegung. Aachen 2014

Stark, J.: Stills Faszienkonzepte. Eine Studie. Aus dem Kanadischen übersetzt von Pötter, M./Pähl, M. 2007, 2. komplett überarbeitete Aufl.

Thömmes, F.: Faszientraining. München 2013, 2. überarbeitete Aufl.

Trebels, A. H.: Bewegungsgefühl: der Zusammenhang von Spüren und Bewirken. In: Sportpädagogik 14 (1990) 4, S. 12–18

ZUM WEITERLESEN

Meyners, Eckart: **Aufwärm- und Übungsprogramm für Reiter**; KOSMOS 2015
Beim Reiten geht es um Balance, um das richtige Gefühl und Geschmeidigkeit. Eckart Meyners hat ein spezielles Aufwärm-, Fitness- und Bewegungsprogramm entwickelt, mit dem Reiter das Beste aus ihrem Körper herausholen können.

Meyners, Eckart: **Bewegungsgefühl und Reitersitz**, Reitfehler vermeiden – Probleme lösen; KOSMOS 2012
Mit dem Praxisbuch zur Meyners-Methode bekommt jeder Reiter flatternde Schenkel, hochgezogene Absätze und unruhige Hände in den Griff. Das 6-Punkte-Kurzprogramm für besseres Reiten und der Stuhl „Balimo“ werden auch erfolgreich auf Lehrgängen eingesetzt.

Meyners, Eckart/Müller, Hannes/Niemann, Kerstin: **Das Praxisbuch – Reiten als Dialog**; Situationsanalysen & Lösungswege für Reitprobleme, KOSMOS 2014
Das erfahrene Expertenteam beschreibt typische Probleme, erklärt mögliche Ursachen und zeigt individuelle Lösungsansätze auf, die sich aus der Reit- und Bewegungslehre ergeben.

Meyners, Eckart/Müller, Hannes/Niemann, Kerstin: **Reiten als Dialog**; Die Verknüpfung von Reit- und Bewegungslehre, KOSMOS 2011
Wie ein guter Sitz und funktionale Hilfengebung erlernt werden und wie dies mit der Skala der Ausbildung der Pferde zusammenhängt, fassen Sportpädagoge Eckart Meyners und Hannes Müller, Leiter der Deutschen Reitschule in Warendorf, zusammen.

Meyners, Eckart: **Wie bewegt sich der Reiter?, Bewegungsabläufe verstehen Sitz & Hilfengebung verbessern**; KOSMOS 2016
Eckart Meyners erklärt die Anatomie des Reiters auf Basis neuster wissenschaftlicher Erkenntnisse und macht verständlich, was beim Reiten im Körper passiert. Faszienübungen helfen Haltung, Fitness und Beweglichkeit zu verbessern.

BILDNACHWEIS

Mit 9 Fotos von Gudrun Braun (Klappe vorn rechte Seite, 5 unten, 11, 14 unten, 30, 54 rechts) und einem Foto von Horst Streitferdt/ KOSMOS (Seite 25). Alle weiteren Fotos wurden von Pauline von Hardenberg für dieses Buch angefertigt.

Mit 4 Illustrationen von Cornelia Koller.

Alle Angaben und Methoden sind sorgfältig erwogen und geprüft. Sorgfalt bei der Umsetzung ist indes dennoch geboten. Verlag und Autor übernehmen keinerlei Haftung für Personen-, Sach- oder Vermögensschäden, die im Zusammenhang mit der Anwendung und Umsetzung entstehen könnten.

IMPRESSUM

Diese Ausgabe ist ein Auszug aus dem Buch „Wie bewegt sich der Reiter?“ von Eckart Meyners, ISBN 978-3-440-14826-6.

Umschlaggestaltung von unter Verwendung von zwei Farbfotos von Pauline von Hardenberg (U1 und Klappe) und Gudrun Braun (U4).

Mit 144 Farbfotos und 4 Illustrationen.

Unser gesamtes lieferbares Programm finden Sie unter **kosmos.de.**
Über Neuigkeiten informieren Sie regelmäßig unsere Newsletter, einfach anmelden unter **kosmos.de/newsletter**

Gedruckt auf chlorfrei gebleichtem Papier

ISBN 978-3-440-15819-7
Redaktion: Gudrun Braun
Gestaltung und Satz: DOPPELPUNKT, Stuttgart
Produktion: Nina Renz
Druck und Bindung: Westermann Druck Zwickau GmbH, Zwickau
Printed in Germany / Imprimé en Allemagne

FSC
www.fsc.org
MIX
Papier | Fördert gute Waldnutzung
FSC® C110508

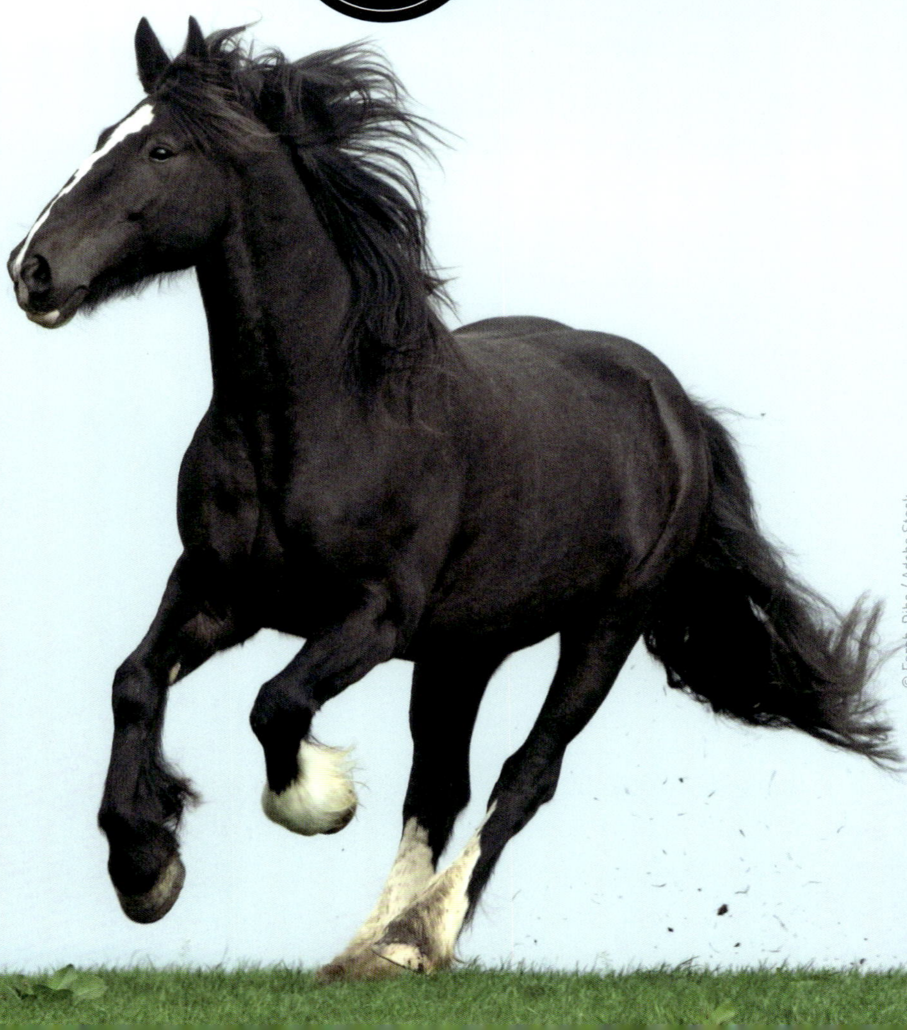

Besser reiten — mit viel Bewegung

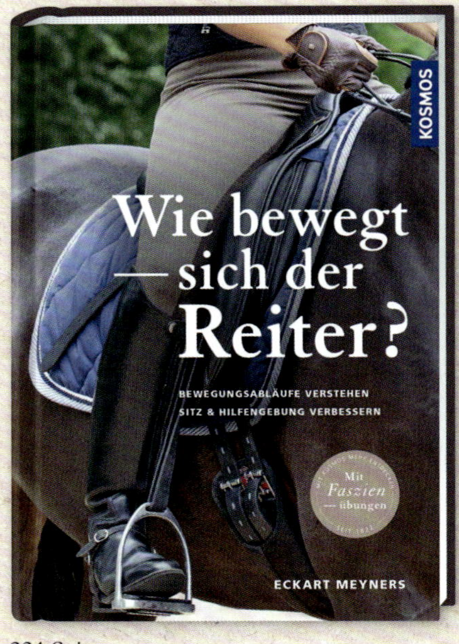

224 Seiten

Ein spannender Überblick über die Biomechanik des Reiters auf Basis neuester wissenschaftlicher Erkenntnisse. Bewegungsexperte Eckart Meyners macht verständlich, was beim Reiten im Körper passiert. Die Komplexität des Reitenlernens kommt ebenso zur Sprache wie psychologische Aspekte. Seine Vorschläge für Faszienübungen am Boden und auf dem Pferd helfen, Haltung, Fitness und Beweglichkeit zu verbessern.

Reiten lernt man sein Leben lang – je handlungsorientierter die Anleitungen sind, desto konkreter gelingt es, besser zu werden. Sportpädagoge Eckart Meyners und seine Kolleginnen Katrin Eschenhorst und Rosi Schreiber-Jetzinger zeigen eine moderne Lernmethodik. Welche Zielsetzungen sind wichtig? Was hilft bei der Fehleranalyse? Welche Übungen sind in der konkreten Situation richtig?

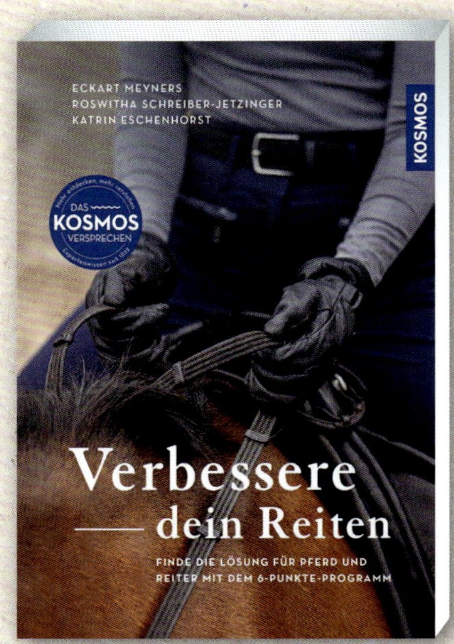

128 Seiten